外科基本技能

操作教程

余峰彬 / 主编

 四川大学出版社

责任编辑:许　奕
责任校对:马　佳
封面设计:墨创文化
责任印制:王　炜

图书在版编目(CIP)数据

外科基本技能操作教程 / 余峰彬主编. 一成都:
四川大学出版社，2018.9
ISBN 978-7-5690-2357-2

Ⅰ.①外…　Ⅱ.①余…　Ⅲ.①外科学-教材
Ⅳ.①R6

中国版本图书馆 CIP 数据核字（2018）第 210563 号

书 名	外科基本技能操作教程
主　　编	余峰彬
出　　版	四川大学出版社
地　　址	成都市一环路南一段24号 (610065)
发　　行	四川大学出版社
书　　号	ISBN 978-7-5690-2357-2
印　　刷	成都金龙印务有限责任公司
成品尺寸	185 mm×260 mm
印　　张	13.5
字　　数	327 千字
版　　次	2018 年 11 月第 1 版
印　　次	2018 年 11 月第 1 次印刷
定　　价	46.00 元

◆读者邮购本书，请与本社发行科联系。
　电话：(028)85408408/(028)85401670/
　(028)85408023　邮政编码：610065
◆本社图书如有印装质量问题，请
　寄回出版社调换。
◆网址：http://press.scu.edu.cn

前　言

　　手术学是一门基础学科，涉及基础医学、外科、妇产科、眼科、耳鼻喉科、口腔科等多个专业。随着医学的发展，手术治疗日趋广泛，无论是常规的清创缝合、微创手术、显微外科技术，还是肝、肾、心、肺等器官的移植，都是通过学习手术学的基础理论知识和掌握基本技能操作来完成的。因此，手术学作为一门课程，历来为各医学院校所重视。但由于各医学院校的基础条件以及师资力量等方面的差异，至今国内尚未形成统一的教学模式。笔者在攀枝花学院医学院多年来手术学教学实践的基础上，依据教育部高等医学院校教学大纲的要求，结合目前临床手术要求和国内外有关资料，编写了这本《外科手术基本技能操作教程》，作为《外科学》的配套教材。全书包括外科手术基础、手术基本操作、外科动物实验、腔镜基本技术四个部分。本书旨在通过对这些内容进行系统的教学和正规训练，使学生对无菌有较为深入的理解，学会正确使用手术中的常用器械，熟练地掌握规范的外科手术基本操作以及这些操作的医学原理，为日后的临床学习和工作打下良好的基础，也为临床输送合格的医学人才做准备。由于医学院校都或多或少担负着不同层次医学生的教学任务，教师在教学过程中可根据不同年制和年级的教学大纲要求或教学计划，对所讲授的内容做适当的取舍、调整或合并。

由于笔者水平有限，加之时间仓促，错误或不妥之处在所难免，恳请广大读者批评指正。本书除供在校学生使用外，也可供住院医师参考。

余峰彬
2018 年 5 月 30 日

目 录

第一篇　外科手术基础

第一章 概 述

手术（operation）主要是指运用解剖学知识，通过对人体组织或器官的切除、重建、移植等手段，治疗人体局部的病灶，从而消除其对全身影响的治疗方法，恢复人体某些功能，使之进入健康或基本健康的状态。手术学是涉及基础医学、临床外科、妇产科、眼科、耳鼻喉科、口腔科等多个专业的基础学科。随着现代科技的发展，医学也在不断发展。尽管临床上高难复杂的手术越来越多，通过手术（微创手术）进行诊断和治疗疾病的范围和概率越来越大，但是各类手术的基础理论、基本知识及基本技术、技能操作都是大致相同的。无菌原则、无瘤原则及微创手术原则是外科手术均应遵循的三项基本原则。消毒、组织切开、显露、分离、止血、结扎、缝合、穿刺等基本技术和技能操作，以及手术的无菌原则、术前准备、术后处置等，都将直接影响手术的效果。

医学生学好手术学这门课程，将为临床各科及科研奠定良好的基础。

一、学习内容

1. 手术学基础：无菌观念的建立，无菌原则的实施，手术器械的正确使用，手术基本操作法如组织切开分离法、止血法、缝合法和结扎法等的规范化实施及其原理。

2. 动物手术的实习：通过一些动物手术的实施来模拟临床人体手术，强化手术学基础的训练，使学生初步掌握手术的基本技能。

二、手术学实习的学习方法

1. 预习实习内容，熟悉实习操作的方法及步骤。

2. 实习程序：课前布置手术实习室环境，领取和安置实习用物，如动物或离体组织器官、手术器械包、药品等。活体手术先行麻醉诱导和手术区域备皮。之后观摩相关操作录像和带教老师的示教性操作，以小组为单位完成规定的实习操作任务。术中遇到疑难问题应及时请教带教老师。课后总结经验和教训并完成手术记录或麻醉单的书写，交老师评阅。

3. 实习分组：实习同学分为若干小组，每个手术小组以 4 人为宜。小组成员轮流担任术者、助手、麻醉师、器械护士或巡回护士等。

三、手术学学习须知

1. 穿工作服、戴口罩和帽子后方可进入实习室，严格遵守无菌原则。

2. 必须认真严肃，保持实习室内安静，禁止大声谈笑或喊叫。禁止讨论与手术无关的事情。

3. 应有高度责任心，不可草率行事，应视动物手术如同临床人体手术。

4. 既要分工明确，又要相互合作，尽可能地提高手术的质量。

5. 经常保持室内清洁卫生，不仅要保持术野的清洁和整齐，而且要及时清除动物的粪便和尿液。

6. 手术完毕后，应认真清点手术用敷料和器械，以防遗漏在动物体内，并将用过的器械洗净擦干，放在规定处。

7. 爱护并妥善安置手术后动物。手术后动物可送动物房继续饲养或立即通过静脉注射空气处死。

8. 厉行节约，爱护公物，器具用完后应归还原处，避免损坏，切勿遗失。离开实习室前做好室内卫生。

9. 课后完成实习报告或手术记录。

总之，学生进入模拟手术室施行动物手术，应当同进入医院手术室做手术一样认真，不能认为做动物手术就可以马马虎虎而不顾手术效果。在整个手术实习过程中，都必须在老师的指导下树立无菌观念，严格遵守无菌操作原则，防止细菌进入伤口引起感染。

四、手术学实习时手术人员的分工

手术人员为统一的整体，在手术过程中既要有明确的分工，以完成各自的工作任务，又必须做到密切配合以发挥整体的力量，共同完成手术学实习任务。外科手术实习小组中，除术者和第一助手外，另有一人兼任第二助手和器械护士，一人兼任麻醉师和巡回护士。参加手术人员的基本分工如下：

1. 术者（主刀）：全面负责所进行的手术。术前必须详细、全面地了解病情，拟定手术方案并了解和落实术前准备情况。术者右手持刀，一般站在易于看清术野和有利于操作的位置：如进行上腹部手术时，术者通常站在动物的右侧；进行盆腔手术时，术者则站在动物的左侧。术者应负责切开、分离、止血、结扎、缝合等项操作。手术完毕后书写手术记录。在手术过程中如遇到疑问或困难，应征询带教老师或上级医生和其他参加手术人员的意见，共同解决问题。

2. 第一助手：术前查对动物，摆好手术体位，应先于术者洗手，负责手术区域皮肤的消毒与铺巾。手术时站在术者的对面，为术者创造有利的操作空间。负责显露术野、止血、拭血、结扎等，全力协助术者完成手术。手术完毕后负责包扎伤口，如遇特殊情况术者需要离开，应负责完成手术。负责术后动物的处理医嘱，也可在术者授权后完成手术记录。

3. 第二助手：根据手术的需要，可以站在术者或第一助手的左侧，负责传递器械、剪线、拉钩以及吸引和保持术野整洁等工作。

4. 器械护士：最先洗手，在手术开始之前清点和安排好手术器械。在手术过程中，器械护士一般站在术者右侧，负责供给和清理所有的器械和敷料，术者在缝合时，应将针穿好线并正确地夹持在持针钳上递给术者。器械护士需了解手术操作步骤，随时关注手术的进展，默契适时地传递手术器械。此外，在手术结束前，应认真详细地核对器械和敷料的数量。

5. 麻醉师：负责取送动物（在临床上负责接送患者）、实施麻醉并观察和管理手术过程中动物的生命活动如呼吸或循环的改变等。如有变化应立即通知术者并设法急救。

6. 巡回护士：负责准备和供应工作。摆好动物体位并绑缚动物，打开手术包，准备手套，协助手术人员穿好手术衣，随时供应手术中需要添加的物品。清点、记录与核对手术器械、缝针和纱布，负责手术污染物的处理及手术室的清洁和消毒等。

尽管以上列出了参加手术人员具体的分工，但是在临床上为患者实施的手术实际上是一个以患者为中心、以顺利完成高质量手术为目的的手术小组的集体活动。参加手术人员切不可拘泥于分工的教条，而应该相互尊重、相互帮助、精诚合作、默契配合。

五、手术人员的基本素质

1. 加强个人手术基本功的训练，不断提高业务水平。

2. 术前访视患者，详细了解病情，做好各方面的准备工作，充分估计手术中可能发生的意外情况。

3. 以术者为中心，相互尊重，精诚合作，积极配合。及时完成术者所下的医嘱，随时向术者汇报病情。

4. 在手术中各司其职，有条不紊，遇到意外情况时一定要沉着冷静。

5. 聚精会神，以充沛的精力完成手术。

6. 严格执行无菌、无瘤、微创原则，避免因违反操作原则所造成的术野病原体污染、肿瘤播散或不必要的组织损伤。

7. 尊重患者，实行保护性医疗制度。

六、手术人员之间的配合

1. 术者与助手的配合：这将直接关系到手术的进程和效果。术者的每一项操作几乎都离不开助手的配合。心领神会的配合是术者与其助手长期同台磨合的结果。娴熟默契的配合不仅有利于顺利完成高质量的手术，而且可以避免手术人员之间的意外伤害。术者应熟练掌握手术的常规步骤，并及时给予助手配合的暗示，切不可一人包揽全部操作；助手应主动积极地领会术者的意图和操作习惯，正确配合操作，不可随意发表意见，扰乱术者的思想和情绪，更不可代替术者操作。例如：术者在切割皮肤和皮下组织时伤口出血，助手应立即用纱布压迫并持血管钳钳夹出血点；术者在作深部组织切开时，助手应及时用纱布或吸引器清理术野，以便术者在直视下完成下一步操作；术者分离组织时，助手应该用血管钳或手术镊做对抗牵引，以更清楚地显露组织层次；将在游离带有较大血管的网膜、系膜、韧带时，将先用血管钳分离出要切断的血管，助手应持血管钳插入术者所持血管钳的对侧，用两钳夹住血管，术者在两钳之间将血管切断，然后将血管结扎；术者在缝合时，应将线尾递给助手抓住，助手应及时清理术野，可用纱布擦拭，吸引器清除渗血、渗液，充分显露缝合的组织，在缝针露出针头后应夹持固定在原处，避免缝针回缩，以便术者夹针、拔针；助手结扎时，术者应轻轻提起血管钳，将夹持组织的尖端固定在原处，待助手抽紧缝线做第一个单结时方可撤去血管钳，张力较大时术者还要帮助夹住近线结处，以免在做第二个单结时前一个单结松滑。术中的配合需要术者和其他参加手术人员灵活地进行。术者是手术小组的核心，助手的任何操作都不应影响术者的操作，因此，助手的操作动作应在尽可能小的范围里进行，为术者提供充分的操作空间。

2. 器械护士与术者的配合：器械护士密切注意手术的进程，及时准备和递送手术所需的物品，最好熟悉术者的操作习惯，领会术者的暗示性动作，主动递送各种适当的手术用具。

3. 麻醉师与术者的配合：麻醉师使患者无痛和肌肉松弛，术者才能更好地进行手术，在术中应密切观察患者的生命体征，如有异常应及时通报手术人员做出相应的处理，保障患者的生命安全。

七、手术人员的安全防护

手术人员在对疾病的诊疗过程中难免接触患者的机体、组织、血液、分泌物或污染的医疗器械，若在操作时不注意自身的安全防护，就有可能导致自身的损伤或感染疾病。参考美国职业安全和健康署（Occupational Safety and Health Administration，OSHA）以及疾病控制中心（Centers for Disease Control，CDC）防止血源性疾病传播的若干准则，手术人员的安全防护应包括以下内容：

1. 部分手术患者应视为血源性病原（如细菌、病毒、肿瘤）的携带者。

2. 在使用新的医疗器械前应认真阅读有关注意事项，了解器械的特性。

3. 处理血液、体液或污染的手术用品时均应戴手套。

4. 进行有关操作，如需接触患者的黏膜或患者皮肤的完整性受到破坏时需戴手套。

5. 在对患有严重传染性疾病的患者进行手术时应戴眼罩或面罩。

6. 手术衣渗湿后应立即更换。

7. 所有锐器均应妥善放置和处理。

8. 所有人员在接触患者或其体液后，即使已戴手套，亦应重新洗手。

9. 术中弃去污染的注射器或一次性用品时，接收容器应靠近术者或患者。

10. 手术标本、组织、血液、体液应放置于两层独立的标本袋内，外层不应接触标本。

11. 当有血液或体液溅出时，应先喷洒消毒剂，然后擦净。

12. 手术操作人员在进行操作配合时，既要避免自身受伤，也要防止伤害他人，被尖锐污染物刺伤后，应立即报告有关部门并进行随访。

13. 接种乙肝疫苗。

14. 如有皮肤破损则不应参加手术。

八、手术记录的书写

手术记录是对手术过程的书面记载，不仅是具有法律意义的医疗文件，也是医学研究的重要档案资料，所以，术者在完成手术之后应立即以严肃认真、实事求是的态度书写。在书写手术记录时首先需要准确填写患者的一般项目资料如姓名、性别、年龄、住院号，还要填写手术时间、参加手术人员和手术前后的诊断，然后书写最为重要的手术经过。手术经过一般包括以下内容：

1. 麻醉方式及麻醉效果。

2. 手术体位、消毒铺巾的范围。

3. 手术切口名称、切口长度和切开时所经过的组织层次。

4. 术中探查：肉眼观察病变部位及其周围器官的病理生理变化。一般来说，急诊手术探查应从病变器官开始，然后探查周围的器官。如腹部闭合性损伤应首先探查最可能受伤的器官，如果探查到出血或穿孔性病变，应立即作出相应的处理，阻止病变的进一步发展，之后再探查是否合并有其他器官的损伤。平诊手术的探查应从可能尚未发生病变的器官开始，最后探查病变器官。如肿瘤手术应首先探查肿瘤邻近器官，注意是否有肿瘤的转移或播散，在进行肿瘤探查时，尚需保护好周围的器官，以免导致医源性播散。

5. 根据术中所见病理改变作出尽可能准确的诊断，及时决定手术的方式。

6. 使用医学专业术语，实事求是地记录手术范围及手术步骤。

7. 手术出血的情况，如术中出血量、输血输液总量，术中引流方式及各引流管放置的位置等。

8. 清理术野和清点敷料、器械的结果。确认术野无活动性出血，敷料、器械与术前数量相符后才能缝闭手术切口。

9. 术中患者发生的意外情况及术后标本的处理。

10. 患者术后的处理及注意事项。

第二章 外科手术操作的基本原则及技术要求

在外科手术的操作过程中，必须遵守无菌、无瘤和微创等基本原则，应尽可能避免手术后的感染、肿瘤的播散或患者机体组织不必要的损伤，以利于患者术后的康复，提高手术治疗的效果。

第一节 无菌原则

微生物普遍存在于人体和周围环境。一旦皮肤的完整性被破坏，微生物就会侵入体内并快速繁殖。为了避免手术后感染的发生，必须在术前和术中有针对性地采取一些预防措施，即无菌技术。后者也是外科手术操作的基本原则，由灭菌法、抗菌法和一定的操作规则及管理制度所组成。

灭菌（sterilization），又称消毒（disinfection），是指将传播媒介上所有的微生物全部杀灭或消除，实现无菌处理。灭菌多用物理方法。抗菌（antisepsis）则是指用化学方法杀灭存在的微生物或抑制其生长繁殖。

一、手术用品的无菌处理方法

1. 物理灭菌法：包括热力、紫外线、放射线、超声波、高频电场、真空及微波灭菌等。医院常用的有热力和紫外线灭菌，其他方法均因可靠性差或对人体损害大，未得到广泛应用。紫外线灭菌主要用于室内空气消毒，因此本节只介绍热力灭菌。后者包括干热灭菌及湿热灭菌。前者通过使蛋白质氧化和近似炭化的形式杀灭细菌，包括火焰焚烧、高热空气；后者则通过使蛋白质凝固来杀灭细菌，包括煮沸、流通蒸气和高压蒸气。

（1）高压蒸气灭菌法：临床应用最普遍、效果可靠的灭菌方法。此法所用灭菌器有很多种，但其原理和基本结构相同，均由一个具有两层壁、能耐高压的锅炉所构成，蒸气进入消毒室内，积聚而产生压力。蒸气的压力增高，温度也随之增高，当温度达121～126℃时，维持 30 分钟，即能杀死包括具有极强抵抗力的细菌芽孢在内的一切细菌，达到灭菌的目的。

使用高压蒸气灭菌时应注意以下几点：①需要灭菌的各种包裹不应过大、过紧，一般应小于 55cm×33cm×22cm。②包裹不应排得太密，以免妨碍蒸气的透入，影响灭菌效果。③易燃或易爆物品如碘仿、苯类等禁用高压蒸气灭菌法；锐利器械如刀、剪等不宜用此法灭菌，以免变钝。④瓶装液体在灭菌时要用玻璃纸或纱布包扎瓶口，用橡皮塞的，应插入针头排气。⑤要有专人负责，每次灭菌前均需检查安全阀的性能。

（2）煮沸灭菌法：可用于金属器械、玻璃及橡胶类物品，在水中 100℃ 煮沸以后，维持 15～20 分钟，一般细菌可被杀灭。应用此法时应注意：①物品需全部浸入水中。②橡胶类和丝线应于水煮沸后放入，15 分钟即可取出。③玻璃类物品用纱布包好，放入冷水中煮。如为注射器，应拔出针芯，用纱布包好针筒、针芯。灭菌时间从水煮沸后算起，如中途加入物品，则应重新从水煮沸的时间算起。

2. 化学灭菌法：锐利器械、内镜和腹腔镜等不适合用热力灭菌的器械，可用化学药液浸泡消毒。常用的化学消毒剂有以下几种：

（1）70％乙醇（酒精）：能使细菌蛋白质变性沉淀，常用于刀片、剪刀、缝针及显微器械的消毒。一般浸泡 30 分钟。酒精应每周过滤，并核对浓度一次。

（2）2％中性戊二醛水溶液：可使蛋白质变性，浸泡时间为 30 分钟，用途与 70％酒精相同。药液需每周更换一次。

（3）10％甲醛溶液：能干扰蛋白质代谢和 DNA 合成，浸泡时间为 20～30 分钟。适用于输尿管、导管等树脂类、塑料类以及有机玻璃制品的消毒。

（4）1：1000 苯扎溴铵（新洁尔灭）溶液：浸泡时间为 30 分钟，可用于刀片、剪刀、缝针的消毒，但效果不及戊二醛溶液，故目前常用于持物钳的浸泡。

（5）1：1000 氯己定（洗必泰）溶液：浸泡时间为 30 分钟，抗菌作用较新洁尔灭强。

注意事项：①浸泡前器械应去油污；②消毒物品应全部浸在消毒液内；③有轴节的器械应将轴节张开，管、瓶类物品的内面亦应浸泡在消毒液内；④如中途加入其他物品，应重新计算浸泡时间；⑤使用前应将物品内外的消毒液用灭菌生理盐水（0.9％氯化钠溶液）冲洗干净。

3. 气体熏蒸灭菌：适用于室内空气及不能浸泡且不耐高热的器械和物品的消毒，如精密仪器、纤维内镜等。

手术室应用较多的是福尔马林熏蒸法，所用熏箱一般由有机玻璃制成，分成 2 或 3 层，每层通过孔洞相通。在最底格放一器皿，内盛高锰酸钾和 40％甲醛，需消毒的物品放在上面各层。福尔马林的用量按熏箱体积计算，一船用量为 40～80ml/m³，加入的高锰酸钾（g）与福尔马林的用量（ml）比为 1：2。此法可消毒丝线、内镜线缆、手术电凝器等，熏蒸 1 小时即可达到消毒目的。

二、灭菌的监测

由于灭菌效果受多种因素的影响，在处理时必须加以监测。目前常用的方法有：

1. 仪表监测：依靠灭菌设备上的仪表，如温度计、压力计等进行控制，并通过自动记录仪记录备查。

2. 化学指示剂：利用化学物质特征性的颜色或其他反应指示作用因子的强度和时间。

3. 生物指示剂：直接用细菌的存亡来证明是否达到了灭菌的要求。

4. 程序监测：根据灭菌处理的程序做回顾性或前瞻性监测。

手术室工作中使用较多的是化学指示剂监测法。近年来化学指示剂的发展较快，既可指示作用的强度，又可指示作用的时间，已广泛用于高压蒸气、环氧乙烷和甲醛熏蒸灭菌。其有贴于包外的化学指示胶带或胶签，用于表示该物是否经过灭菌处理；也有放于包内中央的指示卡（管），用于表明包内物品是否达到了灭菌要求。

三、无菌物品的保存

1. 应设无菌物品室，专放无菌物品，所有物品均应注明消毒灭菌的日期、名称以及执行者的姓名。

2. 高压灭菌的物品有效期为 7 天，过期后需重新消毒方能使用。

3. 煮沸消毒和化学消毒的有效期为 12 小时，超过有效期限后必须重新消毒。

4. 已打开的消毒物品只限 24 小时内存放于手术间内使用。

5. 无菌敷料室应每日擦拭框架和地面 1 或 2 次，每日紫外线灯照射 1 或 2 次。

6. 无菌敷料室应由专人负责，做到三定：定物、定位、定量。

7. 对有特殊感染的患者，污染的敷料器械应做两次消毒后再放回无菌室。

手术室中的器械经消毒灭菌后还应注意防止再污染。运送灭菌后的手术包、敷料包等，不论从供应室领取还是手术室内周转，均应使用经消毒的推车或托盘，绝不可与污染物品混放或混用。手术室内保存的灭菌器材应双层包装，以防开包时不慎污染。小件器材应包装后进行灭菌处理，连同包装储存。存放无菌器材的房间应干燥无尘，设通风或紫外线消毒装置，尽量减少人员的出入，并定期进行清洁和消毒处理。

四、手术室管理的基本要求

1. 个人卫生和健康：手术室工作人员应严格讲究卫生。手指甲应剪短，有呼吸道疾病、开放伤口、眼鼻喉部感染者不宜进入手术室。

2. 手术室制度。

（1）工作人员进入手术室制度：应严格遵守无菌原则，穿手术室备好的衣、裤、鞋，戴口罩、帽子，保持清洁安静。禁止吸烟或大声喧哗。有呼吸道感染及化脓性病灶者不得进入手术室。加强工作计划性，尽量减少出入手术室的次数。

（2）手术室参观制度：参观人员应穿手术室准备的衣、裤、鞋，戴口罩、帽子。每间手术室每次参观人员不超过 3 人。参观时严格遵守无菌原则，站在指定的地点。参观者不得距手术台太近或站立过高，不得随意走动。参观感染手术后不得再到其他手术间参观。

（3）消毒隔离制度：每次手术后应彻底清扫洗刷，清除污染敷料和杂物，紫外线灯照射消毒，接台手术需照射 30 分钟后才可再次施行手术。所用物品、器械、敷料、无菌物品应每周消毒一次。打开的无菌物品及器械保留 24 小时后应重新消毒灭菌。氧气管、各种导管、引流装置等用后浸泡在消毒液内消毒，并每天更换一次消毒液，定期做细菌培养。无菌手术间与有菌手术间相对固定，无条件固定者，应先施行无菌手术，之后再施行污染或感染手术。

（4）手术室空气消毒：手术室内空气应定期消毒，通常采用乳酸消毒法。100m³空间可用 80％乳酸 12ml 倒入锅内，置于三脚架上，架下酒精灯加热，待蒸发完后将火熄灭，紧闭 30 分钟后打开门窗通风。

五、手术进行中的无菌原则

在手术过程中，虽然器械和物品都已消毒灭菌，手术人员也已洗手、消毒，穿戴无菌手术衣和手套，手术区也已消毒和铺无菌布单，为手术提供了一个无菌的操作环境，但是仍需要一定的无菌操作规则来保证已灭菌和消毒的物品或手术区域免受污染。手术进行中的无菌原则包括以下内容。

1. 手术人员穿无菌手术衣后应避免受到污染，手术衣的无菌范围是腋前线颈部以下至腰部及手部至肘关节以上 5cm。手术台边缘以下的布单均属有菌区域，不可用手接触。

2. 手术人员及参观人员应尽量减少在手术室内走动。

3. 未洗手人员不可接触已消毒灭菌的物品。

4. 洗手人员面对面，面向消毒的手术区域，只能接触已消毒的物品。

5. 如怀疑消毒物品受到污染，应重新消毒后再使用。

6. 无菌布单如已被浸湿，应及时更换或盖上新的布单，否则可能将细菌从有菌区域带到消毒物的表面。

7. 不可在手术人员的背后传递器械及手术用品。

8. 如手套破损或接触到有菌的地方，应另换无菌手套。前臂或肘部碰触有菌的地方，应更换无菌手术衣或加套无菌袖套，污染范围极小者也可贴上无菌胶膜。

9. 在手术过程中，同侧手术人员如需调换位置时，应先退后一步，转过身，背对背地转到另一位置。

10. 做皮肤切口及缝合皮肤之前，需用 70％酒精或 2.5％～3％的碘酊涂擦消毒皮肤一次。切开空腔器官之前，应先用纱布垫保护周围组织，以防止或减少污染。

第二节　无瘤原则

1890 年，Halsted 创立乳腺癌根治术，首次阐述了肿瘤外科手术的基本原则，即不切割原则和整块切除原则。20 世纪 60 年代以后，以防止复发为目的的无瘤原则逐渐得到重视。无瘤原则是指应用各种措施防止手术操作过程中离散的癌细胞直接种植或播散。不恰当的外科手术操作则可能导致癌细胞的医源性播散，因此，肿瘤外科手术必须遵循无瘤原则。

一、侵袭性诊疗操作中的无瘤原则

1. 选择合适的操作方法。肿瘤的播散途径及形式各不相同，应根据肿瘤的类型、大小以及生物学特性等选择合适的操作方法。穿刺活检（needle biopsy）即借助穿刺针刺入瘤体，抽吸组织细胞进行病理学检查。穿刺活检有导致针道转移的可能，因此，经皮内脏肿瘤穿刺应慎用，特别是对血供丰富的软组织肉瘤不宜采用穿刺活检。切取活检（incisional biopsy）是指切除部分肿瘤活检，有可能导致肿瘤播散，应慎用。切除活检（excisional biopsy）即将肿瘤完整切除后活检。因不切入肿瘤，故可减少肿瘤的播散，是一般肿瘤活检的首选方式。体积小，位于皮下、黏膜下、乳腺、淋巴结等处的肿瘤，宜行切除活检。无论何种操作方法，均应操作轻柔，避免机械挤压。

2. 活检术的分离范围和切除范围。在解剖分离组织时，应尽量缩小范围，注意手术分离的平面及间隔，以免癌细胞扩展到根治术切除的范围以外或因手术造成新的间隔促进播散。在切除病变时应尽量完整，皮肤或黏膜肿瘤的活检应包括肿瘤边缘部分的正常组织，乳头状瘤和息肉的活检应包括基底部分。

3. 活检操作时必须严密止血，避免血肿的形成，因局部血肿常可造成肿瘤细胞的播散，亦造成以后手术的困难。对肢体的癌瘤应在止血带阻断血流的情况下进行活检。

4. 活检术与根治术的衔接。活检术的切口应设计在以后的根治术能将其完整切除的范围内；穿刺活捡的针道或瘢痕也必须注意要在以后手术时能一并切除。活检术与根治术的时间间隔愈近愈好，最好是在有冰冻切片的条件下进行，因为冰冻切片在 1 小时左右便可获得诊断，有助于决定是否进一步手术。

二、手术进行过程中的无瘤原则

1. 不接触的隔离技术（no-touch isolation technique）。活检后应更换所有的消毒巾、敷料、手套和器械，然后再行根治术；切口应充分，便于显露和操作；用纱垫保护切口边缘、创面和正常器官；对伴有溃疡的癌瘤，表面应覆以塑料薄膜；手术中术者的手套不可直接接触肿瘤；手术中遇到肿瘤破裂，需彻底吸除干净，用纱布垫紧密遮盖或包裹，并更换手套和手术器械；若不慎切入肿瘤，应用电凝烧灼切面，隔离术野，并扩大切除范围；切开肠襻之前，应先用纱布条结扎肿瘤远、近端肠管。

2. 严格遵循不切割原则和整块切除的根治原则，禁止将肿瘤分块切除。切线应与瘤边界保持一定的距离，正常组织切缘距肿瘤边缘一般不少于 3cm。肌纤维肉瘤切除时要求将受累肌群从肌肉起点至肌肉止点处完整切除。

3. 手术操作顺序。

（1）探查由远至近。对内脏肿瘤进行探查，应从远隔部位的器官组织开始，最后探查肿瘤及其转移灶，应从肿瘤的四周向中央解剖。

（2）先结扎肿瘤的出、入血管，再分离肿瘤周围组织。手术中的牵拉、挤压或分离等操作，都有可能使肿瘤细胞进入血液循环，导致肿瘤细胞的血行播散，因此，显露肿瘤后应尽早结扎肿瘤的出、入血管，然后再进行手术操作，可减少肿瘤细胞血行播散的机会。

（3）先处理远处淋巴结，再处理邻近淋巴结，减少肿瘤细胞因手术挤压沿淋巴管向更远的淋巴结转移。

4. 尽量锐性分离，少用钝性分离。钝性分离清扫彻底性差，且因挤压易引起肿瘤播散，应避免或少用，尽量使用刀、剪等锐性分离。另外，手术时采用电刀切割，不仅可以减少出血，而且可以使小血管及淋巴管被封闭，且高频电刀有杀灭肿瘤细胞的功能，因而可以减少血道播散及局部种植。

5. 术中化疗药等的应用。术中可定时用氟尿嘧啶、顺铂等抗癌药物冲洗创面和手术器械；标本切除后，胸腹腔用蒸馏水冲洗；术毕可用 2％氮芥溶液冲洗创面，减少局部复发的机会。有研究表明，0.5％甲醛可有效控制宫颈癌的局部复发。肠吻合之前应用氯化汞或 5-FU 冲洗两端肠腔，可使结肠癌的局部复发率由 10％降低到 2％。

第三节　微创原则

手术是外科治疗疾病的主要手段，其目的是纠正机体的病理状态，使之转变为或接近生理状态。它一方面能去除病症，另一方面也是一种创伤，给患者带来痛苦。因此，外科治疗的最高目标是在对患者正常生理的最小干扰下，以最小的创伤为患者解除痛苦，去除疾病。要很好地做到这一点并不是一件容易的事，外科医生除应该对患者整体状况进行仔细评估、对所治疗疾病深刻了解、对局部解剖熟悉外，在手术操作过程中，遵循微创原则也是至关重要的。手术操作不当是影响创伤愈合的主要因素之一。手术中大量不必要的分离解剖、粗暴的组织牵拉离断、止血不彻底、感染病灶对正常组织的污染、不恰当缝合材料的使用、破坏局部血液供应、大块组织的压榨坏死、张力过高、留有异物、引流不当等，轻者可延长创伤愈合时间，重者可导致并发症甚至死亡。

微创原则是指手术操作过程中对组织轻柔爱护，最大限度地保存器官组织及其功能，促进伤口的愈合。事实上，微创原则贯穿于手术操作的整个过程中，包括严格的无菌操作，对组织轻柔爱护，准确、彻底、迅速止血，减少失血，避免组织器官不必要的损伤，用细线结扎组织，以及手术切口尽可能沿体表的皮纹走向，适应局部解剖和生理特点，使切口尽可能少地影响局部的功能和美观等。

1. 选择适当的手术切口。切口的类型将影响创口的愈合。手术切口的选择应能充分显露术野，便于手术操作，在切开时减少组织损伤，尽可能按 Langer 线的分布切开皮肤，以便于切口的愈合，最大限度地恢复功能和外观。一般腹部横行切口的愈合并发症要少于直切口，清洁切口愈合好于污染切口。腹部无论何种切口，均应尽量避免切断腹壁胸神经，以免腹肌萎缩。在保证能较好地完成手术治疗的前提下，可适当缩小切口。

2. 精细分离组织。手术分离分为钝性分离和锐性分离。锐性分离利用刀刃和剪刀的切割作用，能将致密的组织切开，切缘整齐，其边缘组织细胞损伤较少。钝性分离使用血管钳、刀柄、手指和剥离子等，通过推离作用，能分开比较疏松的组织。但如果操作粗暴，钝性分离往往残留许多失活的组织细胞，损伤较大。在手术过程中，了解两种分离方法各自的特点，加上对局部解剖和病变性质的熟悉，就能正确运用，取得良好的效果。另外，解剖分离时应尽量在解剖结构间固有的组织间隙或疏松结缔组织层内进行，这样比较容易，且对组织损伤较少。同时还应尽可能避免打开不必要的组织层面。分离解剖神经、血管时，应使用无齿镊或无损伤血管钳，避免使用压榨性钳或有齿镊，以防损伤神经和血管。手术显露过程中要轻柔，避免使用暴力或粗鲁的动作牵拉压迫，导致组织挫伤、失活。

3. 严密地保护切口。手术中避免术后切口感染最有效的方法就是保护切口，防止污染。除了遵循无菌原则外，打开切口后，用大的盐水纱布保护切口两缘及暴露的皮肤，对避免腹腔内感染病灶污染切口有一定的帮助。关闭切口前，用等渗生理盐水冲洗掉其中的细菌、脂肪碎片、血凝块等，也是预防感染的重要手段。

4. 迅速彻底地止血。术中迅速彻底地止血，能够减少失血量，保持术野清晰，还可减少手术后出血并发症的发生。不彻底的止血和异物残留是切口感染的重要原因。创口局部积聚的血液、血清是细菌良好的培养基，伤口中残留异物显然将导致创口的延期愈合。另外，结扎残端亦是一种异物。因此，结扎的线越细，结扎的组织越少，由此产生的异物就越小，越有利于创口的愈合。

5. 分层缝合组织。创口缝合的时候，应按解剖结构逐层缝合，避免脂肪或肌肉夹在中间，影响愈合。缝合后不能留有无效腔（死腔），否则血液或体液积聚在里面，将有利于细菌生长，导致切口感染。此外，皮肤缝合时两边要对合整齐，打结时应避免过紧，防止造成组织坏死。

6. 不可盲目扩大手术范围。能够用简单手术治愈的疾病，绝不可采用复杂的手术治疗；能用小手术治好的疾病，绝不可做大范围的手术。

总之，微创是外科操作的基本要求，也是手术治疗的重要原则。初学者一开始就应养成爱护组织的良好习惯。近年来，随着外科医生对微创重要性的认识逐渐加深以及现代影像系统的发展，出现了以腹腔镜（laparoscopy）技术为代表的微创外科技术（minimally invasive surgery），使外科手术进入了一个崭新的领域。

第四节　技术操作要求

对每一项技术操作，要求术者要做到稳、准、轻、快、细。

1. 稳：要求术者在进行手术操作时，一是情绪上要稳定，无论在什么情况下，都要保持沉着、冷静，胸有成竹，切忌忙乱无序；二是动作要稳妥，每一个手术步骤都要扎扎实实，稳妥有序，由浅至深，循序渐进。

2. 准：手术操作中的每一个动作，包括切开、分离、止血、结扎、缝合，都要做到准确无误，特别是处理血管、神经、肌腱时尤其如此，应防止多次重复动作，尽量做到一步到位，一次完成。

3. 轻：操作动作轻柔，切忌动作粗暴，用力过猛。对纤细的重要组织更要讲究手法轻巧、用力适度。

4. 快：为了缩短手术暴露时间及麻醉状态下所造成的危险，应尽量加快手术的速度。要求术者思维敏捷，动作熟练。台下要多进行基本功的训练，台上各个参加手术人员密切配合，明确分工，各司其职，各负其责。

5. 细：要求手术操作仔细，解剖清晰，止血彻底，防止操作粗糙，避免误伤其他正常组织。操作仔细与否往往将直接影响手术的质量。

总之，稳、准、轻、快、细是相互联系、相互依赖的，没有稳、准，就谈不上轻、快、细；没有轻、快、细，就不能保证手术质量。要想保证高质量的手术，则稳、准、轻、快、细缺一不可。

第三章 外科常用的手术器械及使用方法

手术器械是外科手术操作的必备物品。正确掌握各种手术器械的结构特点和基本性能并能熟练运用，是施行外科手术的基本要求和保证。根据杠杆的作用原理，一般手术器械可分为两类：一类是带轴节的器械，在尾部用力，轴节作为支点，尖端至轴节形成重臂，柄环至轴节形成力臂，活动时形成夹力，如血管钳、持针钳和剪刀等；另一类是用力点在器械中间，工作点在前端，如手术刀、手术镊等。

一、手术刀

手术刀（scalpel，surgical blade）由刀柄和可装卸的刀片两部分组成。刀柄一般根据其长短及大小来分型（图1-3-1），一把刀柄可以安装几种不同型号的刀片。刀片的种类较多，按其形态可分为圆刀、弯刀及三角刀等；按其大小可分为大刀片、中刀片和小刀片（图1-3-2）。手术时可根据实际需要，选择合适的刀柄和刀片。刀柄通常与刀片分开存放和消毒。刀片应用持针器夹持安装，切不可徒手操作，以防割伤手指。装载刀片时，用持针器夹持刀片前端背部，使刀片的缺口对准刀柄前部的刀楞，稍用力向后拉动即可装上。取下时，用持针器夹持刀片尾端背部，稍用力提起刀片向前推即可卸下（图1-3-3）。手术刀主要用于切割组织，有时也用刀柄尾端钝性分离组织。

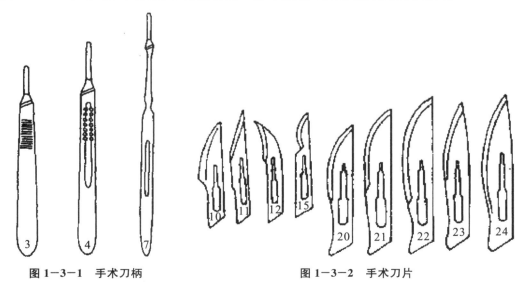

图1-3-1　手术刀柄　　　　　　图1-3-2　手术刀片

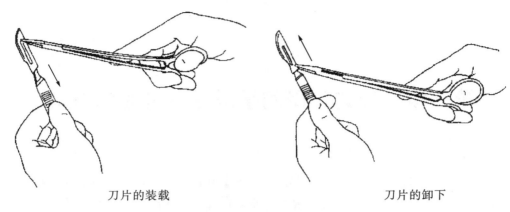

刀片的装载   刀片的卸下

图 1−3−3 手术刀片的装卸

（一）执刀方式（图 1−3−4）

1. 执弓式：是最常用的一种执刀方式，动作范围广而灵活，用力涉及整个上肢，主要在腕部。常用于较长的皮肤切口和腹直肌前鞘的切开等。

2. 执笔式：用力轻柔，操作灵活准确，便于控制刀的动度，其动作和力量主要在手指。常用于短小切口及精细手术如解剖血管、神经及切开腹膜等。

3. 握持式：全手握持刀柄，拇指与示指（食指）紧捏刀柄刻痕处。此法控刀比较稳定。操作的主要活动力点是肩关节。常用于范围广、组织坚厚、用力较大的切开，如截肢、肌腱切开、较长的皮肤切口等。

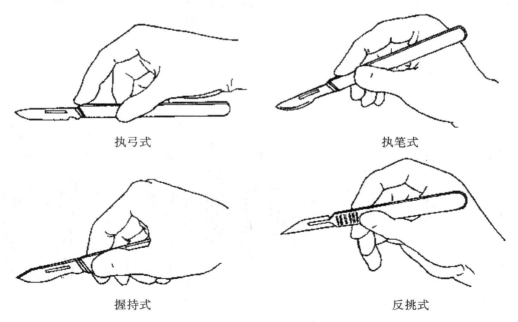

执弓式   执笔式

握持式   反挑式

图 1−3−4 执刀方式

4. 反挑式：是执笔式的一种转换形式，刀刃向上挑开，以免损伤深部组织。操作时先刺入，动点在手指。常用于切开脓肿、血管、气管、胆总管或输尿管等，切断钳夹的组织或扩大皮肤切口等。

（二）手术刀的传递（图 1－3－5）

传递手术刀时，传递者应握住刀柄与刀片衔接处的背部，将刀柄尾端送至术者的手里，不可将刀刃指着术者传递，以免造成伤害。

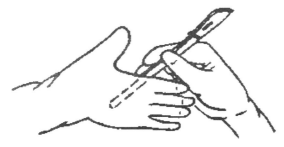

图 1－3－5　手术刀的传递

（三）其他的刀类

其他的刀类有截肢刀、骨刀、轴式取皮刀、鼓式取皮刀等。此外，还有各种电刀、氩气刀、超声刀和激光刀等，通过特定的装置来达到在切割组织的同时止血的目的。下面简单介绍高频电刀（high frequency electrocautery and electrotome knife）。目前高频电刀在外科领域中使用很广泛，其工作原理是高频电流对组织细胞所产生的电解、电热和电刺激效应。在医学应用中，主要利用其电热效应来进行组织切割、解剖、间接或直接电凝，使手术出血量减少到最低程度。高频电刀的类型很多，使用前必须了解其性能及使用方法。手控开关的高频电刀具有切割和电凝两个按钮。使用高频电刀有一定的危险性，为预防意外，使用时应注意：①事先检查电器元件有无故障。②移去手术室内的易燃物质。③安置好患者身体的负极板，应尽量靠近手术部位，以便使电流通过最短的途径安全地返回电凝器，注意不要弄湿负极板，防止烧伤。④电凝器的功率不应超过250W，电灼前用纱布吸去创面的积血；做一般切割分离时不要使用单纯电凝；电器元件未与组织完全接触前不能通电。⑤通电时电刀头和导电的血管钳不应接触出血点以外的其他组织或其他金属器械，尽量减少组织烧伤。⑥随时剔除电刀头末端的血痂、焦痂，使之导电无障碍。⑦在重要组织器官附近慎用或禁用电刀。

二、手术剪

手术剪（scissors）分为组织剪和线剪两大类（图 1－3－6）。组织剪刀薄、锐利，有直、弯两型，大小长短不一，主要用于分离、解剖和剪开组织，通常浅部手术操作用直组织剪，深部手术操作一般使用中号或长号弯组织剪。线剪多为直剪，又分剪线剪和拆线剪，前者用于剪断缝线、敷料、引流物等，后者用于拆除缝线。结构上，组织剪的刀较薄，线剪的刀较钝厚，使用时不能用组织剪代替线剪，以免损坏刀刃，缩短剪刀的使用寿命。拆线剪的结构特点是一叶钝凹，一叶尖而直。正确的执剪姿势为拇指和无名指分别扣入剪刀柄的两环，中指放在无名指的剪刀柄上，示指压在轴节处起稳定和导向作用（图1-3-7）。初学者执剪常犯的错误是将中指扣入柄环（图1-3-8），而这种错误的执剪方法不具有良好的三角形稳定作用，从而直接影响动作的稳定性。剪割组织时，一般采用正剪法，也可采用反剪法，还可采用扶剪法或其他操作（图1-3-9）。

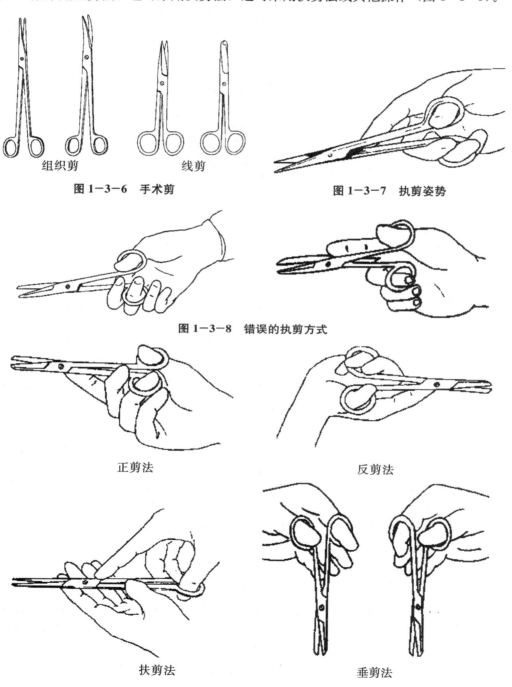

组织剪　　　　　线剪

图1-3-6　手术剪

图1-3-7　执剪姿势

图1-3-8　错误的执剪方式

正剪法

反剪法

扶剪法

垂剪法

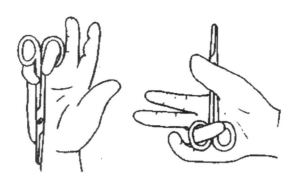

携剪操作

图 1-3-9　其他执剪方法

剪刀的传递：术者示指（食指）、中指伸直，并做内收、外展的"剪开"动作，其余手指屈曲对握（图 1-3-10）。

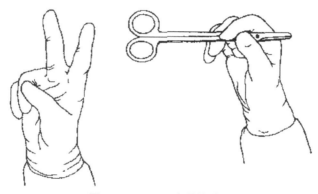

图 1-3-10　手术剪的传递

三、血管钳

血管钳（hemostat）是主要用于止血的器械，故又称止血钳，此外，还可用于分离、解剖、夹持组织，也可用于牵引缝线、拔出缝针或代镊使用。代镊使用时不宜夹持皮肤、器官及较脆弱的组织，切不可扣紧钳柄上的轮齿，以免损伤组织。临床上血管钳的种类很多，其结构特点是前端平滑，依齿槽床的不同可分为弯、直、直角、弧形、有齿、无齿等，钳柄处均有扣锁钳的齿槽。

临床上常用者有以下几种（图 1-3-11）。

1. 蚊式血管钳（mosquito clamp）：有弯、直两种，为细小精巧的血管钳，可做微细解剖或钳夹小血管，用于器官、面部及整形手术等的止血，不宜用于大块组织的钳夹。

2. 直血管钳（straight clamp）：用以夹持皮下及浅层组织出血，协助拔针等。

3. 弯血管钳（Kelly clamp）：用以夹持深部组织或内脏血管出血，有长、中、短三种型号。

4. 有齿血管钳（Kocher clamp）：用以夹持较厚的组织及易滑脱组织内的血管出

血，如肠系膜、大网膜等，也可用于切除组织的夹持牵引。注意前端钩齿可防止滑脱，对组织的损伤较大，不能用于一般的止血。

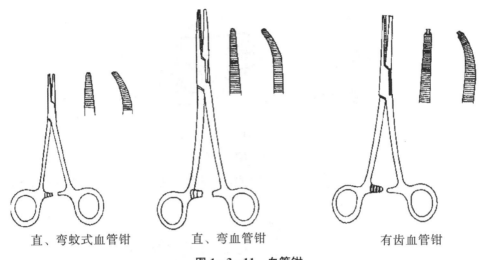

直、弯蚊式血管钳　　　　直、弯血管钳　　　　有齿血管钳

图 1-3-11　血管钳

　　血管钳的正确执法基本同手术剪，有时还可采用掌握法（图 1-3-12），应避免错误的执钳方法（图 1-3-13）。关闭血管钳时，两手动作相同，但在开放血管钳时，两手操作则不一致。开放时用拇指和示指（食指）持住血管钳一个环口，中指和无名指持住另一环口，将拇指和无名指轻轻用力对顶一下，即可开放（图 1-3-14）。血管钳的传递：术者掌心向上，拇指外展，其余四指并拢伸直，传递者握血管钳前端，以柄环端轻敲术者手掌，传递至术者手中（图 1-3-15）。

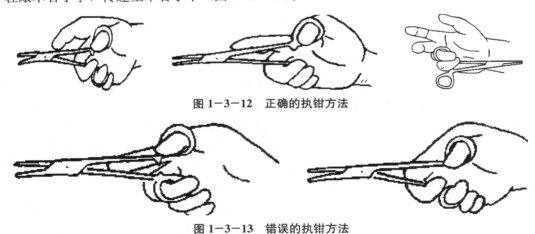

图 1-3-12　正确的执钳方法

图 1-3-13　错误的执钳方法

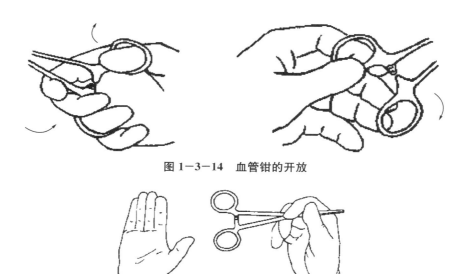

图 1-3-14　血管钳的开放

图 1-3-15　血管钳的传递

四、手术镊

手术镊（forceps）用以夹持或提取组织，便于分离、剪开和缝合，也可用来夹持缝针或敷料等。其种类较多，有不同的长度，镊的尖端分为有齿和无齿（平镊）（图 1-3-16），还有为专科设计的特殊手术镊。

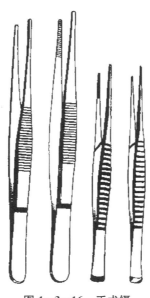

图 1-3-16　手术镊

1. 有齿镊 （teeth forceps）：前端有齿，齿分为粗齿与细齿。粗齿镊用于提起皮肤、皮下组织、筋膜等坚韧组织；细齿镊用于肌腱缝合、整形等精细手术，夹持牢固，但对组织有一定的损伤作用。

2. 无齿镊 （smooth forceps）：前端平，其尖端无钩齿，分尖头和平头两种，用于夹持组织、器官及敷料。浅部操作时用短镊，深部操作时用长镊。无齿镊对组织的损伤较轻，用于脆弱组织、器官的夹持。尖头平镊用于神经、血管等精细组织的夹持。

正确的执镊方法是拇指对示指与中指，把持二镊脚的中部，稳而适度地夹住组织（图 1-3-17）。错误的执镊方法（图 1-3-18）既影响操作的灵活性，又不易控制夹持的力度。

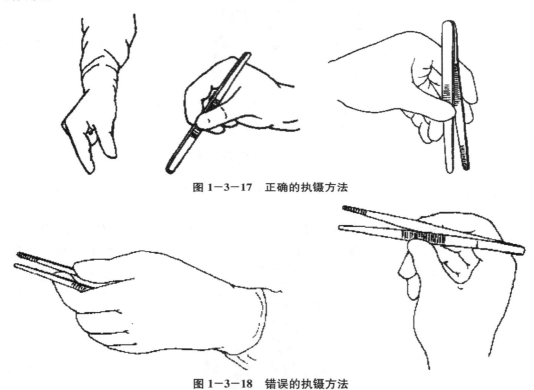

图 1-3-17　正确的执镊方法

图 1-3-18　错误的执镊方法

五、持针钳

持针钳 （needle holder）也叫持针器，主要用于夹持缝合针来缝合组织，有时也用于器械打结，其基本结构与血管钳类似。持针器的前端齿槽床部短，柄长，钳叶内有交叉齿纹（图 1-3-19），使夹持的缝针稳定，不易滑脱。使用时将持针器的尖端夹住缝针的中后 1/3 交界处，并将缝线重叠部分也放于内侧针嘴内（图 1-3-20）。若夹在齿槽床的中部，则容易将针折断。

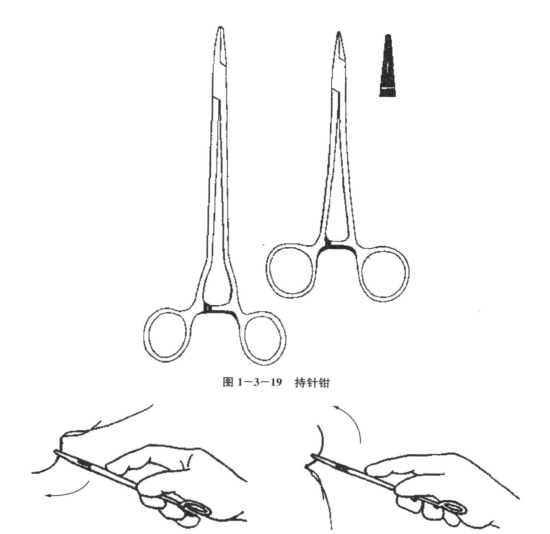

图 1-3-19　持针钳

图 1-3-20　持针钳夹针

（一）持针钳的传递

传递者握住持针钳中部，将柄端递给术者（图 1-3-21）。在持针器的传递和使用过程中切不可刺伤其他手术人员。

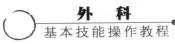

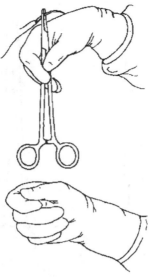

图 1-3-21　持针钳的传递

（二）持针钳的执握方法（图 1-3-22）

1. 把抓式，也叫掌握法，即用手掌握拿持针钳，钳环紧贴大鱼际肌上，拇指、中指、无名指及小指分别压在钳柄上，示指压在持针钳中部近轴节处。利用拇指及大鱼际肌和掌指关节活动维持、张开持针钳柄环上的齿扣。

2. 指扣式为传统执法，用拇指、无名指套入钳环内，以手指活动力量来控制持针钳关闭，并控制其张开与合拢时的动作范围。

3. 单扣式，也叫掌指法，拇指套入钳环内，示指压在钳的前半部做支撑引导，其余三指压钳环固定手掌中，拇指可上下开闭活动，控制持针钳的张开与合拢。

4. 掌拇法，即示指压在钳的前半部，拇指及其余三指压住一柄环固定手掌中。此法关闭、松钳较容易，进针稳妥。

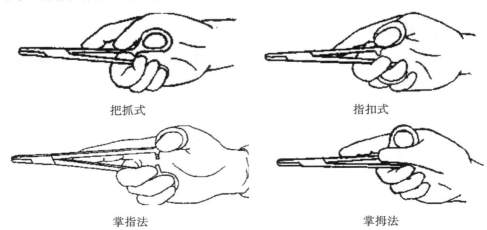

把抓式　　　　　　　　　　　指扣式

掌指法　　　　　　　　　　　掌拇法

图 1-3-22　持针钳的执握方法

六、其他常用钳类器械

其他常用钳类（clamp）器械如下（图1-3-23）：

1. 布巾钳（towel clips）：简称巾钳，前端弯而尖，似蟹的大爪，能交叉咬合，主要用以夹持固定手术巾，并夹住皮肤，以防手术中移动或松开。注意使用时勿夹伤正常皮肤组织。

2. 组织钳：又叫鼠齿钳和Allis钳，其前端稍宽，有一排细齿似小耙，闭合时互相嵌合，弹性好，对组织的压榨较血管钳轻，创伤小，一般用于夹持组织，不易滑脱，如皮瓣、筋膜或即将被切除的组织，也用于钳夹纱布垫与皮下组织的固定。

3. 海绵钳（sponge forceps）：钳的前部呈环状，又叫环钳或卵圆钳，分有齿和无齿两种。有齿者又叫持物钳，主要用以夹持、传递已消毒的器械、缝线、缝合针及引流管等，也用于夹持敷料做手术区域皮肤的消毒，或用于手术深处拭血和协助显露、止血；无齿者主要用于夹提肠管、阑尾、网膜等器官组织。夹持组织时一般不必将钳扣关闭。

4. 直角钳：用于游离和绕过重要血管及管道等组织的后壁，如胃左动脉、胆道、输尿管等。

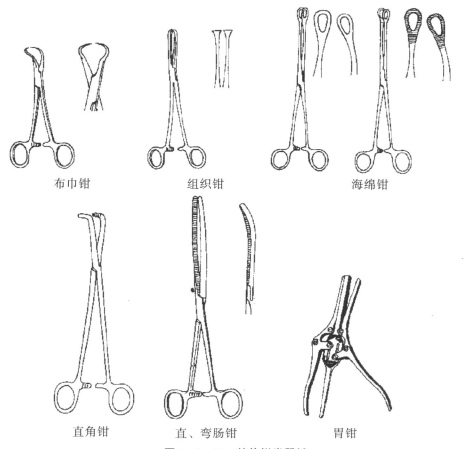

布巾钳　　　　　组织钳　　　　　海绵钳

直角钳　　　直、弯肠钳　　　胃钳

图1-3-23　其他钳类器械

5. 肠钳（intestine clamp）：有直、弯两种，钳叶扁平有弹性，咬合面有细纹，无齿，其臂较薄，轻夹时两钳叶间有一定的空隙，钳夹的损伤作用很小，可用于暂时阻止胃肠壁的血管出血和肠内容物流动，常用于夹持肠管。

6. 胃钳（stomach clamp）：胃钳有一多关节轴，压榨力强，齿槽为直纹且较深，夹持组织不易滑脱，常用于钳夹胃或结肠。

7. 肾蒂钳、脾蒂钳和肺蒂钳：分别在术中夹持肾蒂、脾蒂和肺蒂时使用。

七、缝合针与手术用线

（一）缝合针

缝合针（needle）简称缝针（图1-3-24），是用于各种组织缝合的器械，它由针尖、针体和针尾三部分组成。针尖形状有圆头、三角头及铲头三种；针体的形状有近圆形、三角形及铲形三种，一般针体前半部分为三角形或圆形，后半部分为扁形，以便于持针钳牢固夹紧；针尾的针眼是供引线所用的孔，分普通孔和弹机孔。目前有许多医院采用针线一体的无损伤缝针，其针尾嵌有与针体粗细相似的线，这种针线对组织所造成的损伤较小，并可防止在缝合时缝线脱针。临床上根据针尖与针尾两点间有无弧度，将缝针分为直针、半弯针和弯针；按针尖横断面的形状分为角针和圆针。

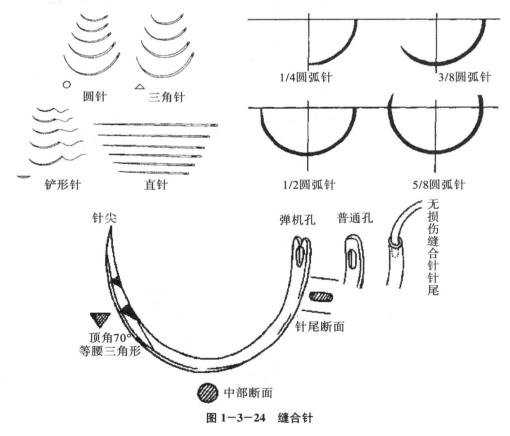

图1-3-24　缝合针

26

1. 直针：适合于宽敞或浅部操作时的缝合，如皮肤及胃肠黏膜的缝合，有时也用于肝脏的缝合。

2. 弯针：临床应用最广，适于狭小或深部组织的缝合。根据弧弯度分为 1/2、1/4、3/8、5/8 圆弧针等。几乎所有的组织和器官均可选用不同大小、弧度的弯针做缝合。

3. 无损伤缝针：主要用于小血管、神经外膜等纤细组织的吻合。

4. 三角针：针尖前面呈三角形（三棱形），能穿透较坚硬的组织，用于缝合皮肤、韧带、软骨和瘢痕等组织，但不宜用于颜面部皮肤缝合。

5. 圆针：针尖及针体的截面均为圆形，用于缝合一般软组织，如胃肠壁、血管、筋膜、腹膜等。

临床上应根据需要合理选择缝针，原则上应选用针径较细、损伤较小者。

（二）手术用线

手术用线（suture）用于缝合组织和结扎血管。手术所用的线应满足以下条件：有一定的张力、易打结、组织反应小、无毒、不致敏、无致癌性、易灭菌和保存。手术用线又分为可吸收缝线和不吸收缝线两大类。

1. 可吸收缝线（absorbable suture）：主要有羊肠线（catgut）及合成纤维线。

（1）羊肠线：由羊的小肠黏膜下层制成。因属于异种蛋白，在人体内可引起较明显的组织反应，因此使用过多、过粗的羊肠线时，创口炎性反应较重。羊肠线有普通羊肠线和铬制羊肠线两种。普通羊肠线在体内约经一周左右开始吸收，多用于结扎及缝合皮肤。铬制羊肠线于 2~3 周后开始吸收，用于缝合深部组织。各种组织对羊肠线的吸收速度不同，腹膜吸收最快，肌肉次之，皮下组织最慢。羊肠线的粗细通过编号来表示，正号数越大的线越粗，"0" 数越多的线越细。一般多用 4/0~2 号羊肠线，直径 0.02~0.6mm，相邻的编号之间直径大多相差 0.08mm。羊肠线可用于缝合不适宜有异物长期存留的组织，以免形成硬结、结石等；也用于感染的深部创口的缝合。临床上羊肠线主要用于内脏如胃、肠、膀胱、输尿管、胆道等黏膜层的缝合，一般用 1/0~4/0 的铬制羊肠线。较粗的（0~2 号）铬制羊肠线常用于缝合深部组织或感染的腹膜。在感染的创口中使用羊肠线，可减小由其他不吸收缝线所造成的难以愈合的窦道。

使用羊肠线时应注意：①羊肠线质地较硬，使用前应用盐水浸泡，待变软后再用，但不可用热水浸泡或浸泡时间过长，以免羊肠线肿胀易折，影响质量。②不能用持针钳或血管钳夹羊肠线，也不可将羊肠线扭折，以免撕裂易断。③羊肠线一般较硬、较粗、较滑，结扎时需要三重结。剪线时留的线头应长一些，否则线结易松脱。一般多用连续缝合，以免线结太多，致术后异物反应较严重。④胰腺手术时，不用羊肠线结扎或缝合，因羊肠线可被胰腺消化吸收，从而引起继发出血或吻合口破裂。⑤尽量选用细羊肠线。⑥羊肠线价格比丝线价格贵。

（2）合成纤维线：随着科学技术的进步，越来越多的合成纤维线被应用于临床。它们均为高分子化合物，其优点是组织反应轻，抗张力较强，吸收时间长，有抗菌作用。这类线因富有弹性，打结时要求以四重或更多重的打结法作结。常用的有 DEXON（PGA，聚羟基乙酸），外观绿白相间，是多股紧密编织而成的针线一体线；粗细从 6/0

到 2 号，抗张力强度高，不易拉断；柔软平顺，易打结，操作手感好；水解后产生的羟基乙酸有抑菌作用，60~90 天完全吸收，3/0 线适合于胃肠、泌尿科、眼科及妇产科手术等，1 号线适合于缝合腹膜、腱鞘等。Vicryl（polyglactin 910，聚乳酸羟基乙酸，又称薇乔）有保护薇乔和快薇乔两种。保护薇乔的特点是通过水解可在 56~70 天内完全吸收，材质植入很少，缝线周围组织反应极小，无异物残留；体内张力强度高，可支持伤口 28~35 天；操作和打结方便；涂层纤维消除了缝线的粗糙边缘，对组织的拖带和损伤很小。快薇乔是吸收最快的人工合成缝线。其特点是术后第 14 天时张力强度迅速消失，初始强度与丝线和羊肠线相仿，组织反应极小，合二为一的圆体角针对肌肉和黏膜损伤较小，特别适合于浅表皮肤和黏膜的缝合。此外，还有 Maxon（聚甘醇碳酸）、PDS（polydioxanone，聚二氧杂环己酮）和 PVA（聚乙酸维尼纶）等缝线，各有其优点。

2. 不吸收缝线（non-absorbable suture）：有桑蚕丝线、棉线、不锈钢丝、尼龙线、钽丝、银丝、亚麻线等数十种。根据缝线张力强度及粗细亦分为不同型号。正号数越大表示缝线越粗，张力强度越大。"0"数越多的线越细，最细显微外科无损伤缝线编号为 12 个 "0"。其以 3/0、0、4 和 7 号较常用。

（1）丝线和棉线：由天然纤维纺成，表面常涂有蜡或树脂。丝线是目前临床上最常用的手术用线，其优点是组织反应小、质软、易打结而不易滑脱、抗张力较强、能耐高温灭菌、价格低。缺点是为组织内永久性异物，伤口感染后易形成窦道；胆道、泌尿道缝合可致结石形成。棉线的用处和抗张力均不及丝线，但组织反应较轻，抗张力保持较久，用法与丝线相同，根据需要选用。0~3/0 为细丝线，适用于一般的结扎与缝合；5/0~7/0 为最细丝线，用于血管、神经的缝合；1~4 号常称中号丝线，多用于皮肤、皮下组织、腹膜、筋膜等的缝合；4 号以上为粗丝线，常用于结扎大血管、减张缝合等。

（2）金属线：为合金制成，有不锈钢丝和钽丝，具备灭菌简易、刺激较小、抗张力大等优点，但不易打结。金属线常用于缝合骨、肌腱、筋膜，减张缝合或口腔内牙齿固定等。

（3）不吸收合成纤维线：如尼龙、锦纶、涤纶、普罗伦（prolene）等。优点是光滑、不吸收、组织反应小、抗拉力强，其可制成很细的丝，多用于微小血管缝合及整形手术。用于微小血管缝合时，常制成无损伤缝合针线。其缺点是质地稍硬，线结易于松脱，结扎过紧时易在线结处折断，因此不适于有张力的深部组织的缝合。

3. 特殊缝合材料：目前临床上已应用多种切口钉合和黏合材料来代替缝针和缝线完成部分缝合。主要有外科拉链、医用黏合剂、外科缝合器等。其优点是使用方便、快捷，伤口愈合后瘢痕很小。但缝合仍是最基本和常用的方法。

（1）外科拉链：由两条涂有低变应原粘胶的多层微孔泡沫支撑带组成，中间是一条拉链，其两边的串带缝合在支撑条内。在使用时必须仔细缝合伤口皮下组织层，擦干分泌物及血迹，将两边的串带分别粘贴于伤口两侧的皮肤上，最后收紧拉链并盖以无菌干纱布。其优点是无创、无痛操作，伤口自然愈合，减少伤口异物和新鲜创伤造成感染的危险，无缝线和闭合钉的痕迹，无需拆线，伤口愈合更加美观。其通常适用于较整齐的撕裂伤口或手术切口的闭合，但不适用于身体毛发多、自然分泌物多以及皮肤或肌肤组织损失过多的伤口。

（2）医用黏合剂：α－氰基丙烯酸酯同系物经变性而制成的医用黏合剂，近年来被广泛应用于临床，为无色或微黄色透明液体，有特殊气味。其具有快速高强度黏合作用，可将软组织紧密黏合，促进愈合。黏合时间为6～14秒，黏合后可形成保护膜，维持5～7天后自行脱落。其主要用于各种创伤、手术切口的黏合，具有不留针眼瘢痕、促进组织愈合、止血、止痛和抗感染等作用。使用时必须彻底止血，对合皮肤，擦去渗出液。

（3）外科缝合器：有人称之为吻合器或钉合器，以消化道手术使用最为普遍。

缝合器种类很多，根据功能和使用部位，可分为管型吻合器、线型吻合器、侧侧吻合器、荷包缝合器及皮肤筋膜缝合器。依手术的需要可选择不同种类、不同型号的吻合器。使用前应阅读说明书，了解器械结构和性能。现以管型消化道吻合器为例，简单介绍其结构和使用方法。

管型消化道吻合器（图1－3－25）由几十个部件组成，其基本结构为：①带有中心杆的刀座和抵钉座；②内装两排圆周形排列的钽钉及推钉片和环形刀的塑料钉仓；③装有手柄、推进器、调节螺杆的中空器身。使用时，先关好保险杆，检查塑料钉仓内钽钉是否安放合适。将塑料钉仓装在器身顶部，塑料钉架上的凸口对准器身的凹口，旋紧金属外罩，将钉仓固定在吻合器器身上，塑料刀座装入抵钉座内，组装好的吻合器抵钉座和钉架分别放入待吻合的消化道两端，并围绕中心杆将消化道两端各做一荷包缝线紧扎于中心杆上。中心杆插入器身后，顺时针方向旋转调节螺杆，使消化道两断端靠拢，压紧。打开保险杆，单手或双手握住手柄，一次性击发，吻合和残瑞环形切除一次完成，再逆时针方向旋转尾部调节螺杆，使中心杆与缝合器器身逐渐脱开，再将器身前端依次向两侧倾斜，以便于抵钉座先退出吻合口，然后再将整个缝合器轻柔缓慢地退出，吻合即完成（图1－3－26）。

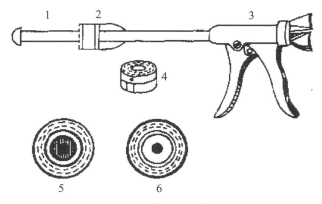

图1－3－25　管型消化道吻合器
1. 中心杆　2. 钉架　3. 器身　4. 未组装的钉架　5. 抵钉座及刀座　6. 钉架及环形刀平面

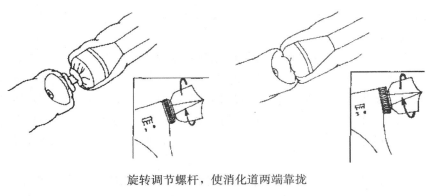

旋转调节螺杆，使消化道两端靠拢

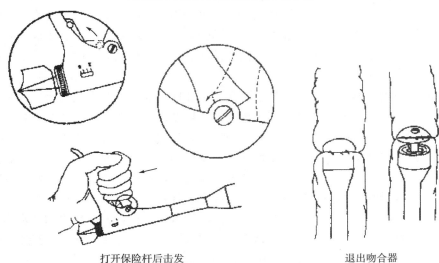

打开保险杆后击发   退出吻合器

图1-3-26 管型消化道吻合器使用示意图

吻合器钉合的优点是节省时间、对合整齐和金属钉的组织反应轻微。缺点是由于手术区的解剖关系和各种器官的钉合器不能通用，所以只能在一定范围内使用，有时可能发生钉合不全，且价格贵。尽管吻合器钉合技术先进，可以代替手法缝合，在临床上应用日益广泛，但外科基本手术操作仍是外科医生的基础，对于初学者更是如此，因此一定要掌握和练好基本功。

八、牵开器

牵开器（retractors）又称拉钩，用以牵开组织，显露术野，便于探查和操作，可分为手持拉钩和自动拉钩两类。拉钩有各种不同形状和大小的规格，可根据手术需要选择合适的拉钩。常用的拉钩有以下几种（图1-3-27）：

1. 甲状腺拉钩也叫直角拉钩，为平钩状，常用于甲状腺部位的牵拉暴露，也常用于其他手术，可牵开皮肤、皮下组织、肌肉和筋膜等。

2. 腹腔拉钩也叫方钩，为较宽大的平滑钩状，用于腹腔较大的手术。

3. 头皮拉钩也叫爪形拉钩，外形如耙状，用于浅部手术的皮肤牵开。

4. S形拉钩也叫弯钩，是一种"S"形腹腔深部拉钩，用于胸腹腔深部手术，有大、

30

中、小、宽、窄之分。注意 S 形拉钩的正确使用方法。

　　5. 自动拉钩为自行固定牵开器，也称自持性拉钩，如二叶式、三叶式自动牵开器，腹腔、胸腔、盆腔、腰部、颅脑等部位的手术均可使用。

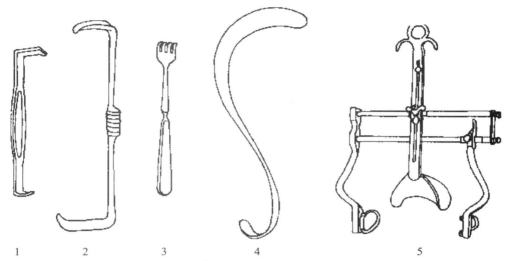

1. 甲状腺拉钩　2. 腹腔拉钩　3. 头皮拉钩　4. S 形拉钩　5. 自动拉钩

图 1－3－27　常用的拉钩

　　全方位手术牵开器（图 1－3－28）是一种新型自动拉钩，能充分显露术野，可节省 1~2 名助手，并明显减轻手术助手的劳动强度。其适用于上腹部、盆腔及腹膜后所有手术，如肝肾移植术、全胃切除术、胰十二指肠切除术、脾切除术、肝肿瘤切除术、贲门周围血管离断术及膀胱和前列腺手术等。

　　使用拉钩时，应掌握正确的持钩方法和使用方法，拉钩下方应衬垫盐水纱布垫或湿治疗巾，特别是在使用腹腔拉钩时更应注意。敷料衬垫可以帮助显露术野，保护周围器官及组织免受损伤。使用手持拉钩时，牵引动作应轻柔，避免用力过猛，根据术者的意图及手术进程及时调整拉钩的位置，以达到最佳显露。持钩方法如图 1－3－29 所示。

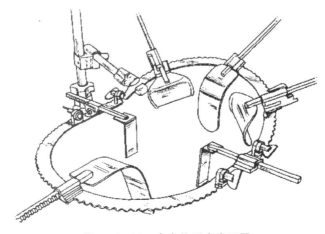

图 1－3－28　全方位手术牵开器

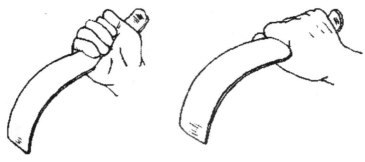

(1)正确的持钩方法　　　　　　(2)不正确的持钩方法

图1-3-29　持钩方法

九、吸引器

吸引器（suction）用于吸引术野中的出血、渗出物、脓液、空脏器官中的内容物、冲洗液，使术野清楚，减少污染的机会。吸引器由吸引头、橡皮管、接头、吸引瓶及动力部分组成。动力又分马达电力和脚踏吸筒两种。吸引头的结构和外形有多种，如金属或一次性的硬塑料双套管、单管（图1-3-30）。双套管的外管有多个孔眼，内管在外套管内，尾部以橡皮管接于吸引器上，多孔的外套管可防止内管吸引时被周围的组织堵塞，保持吸引通畅。

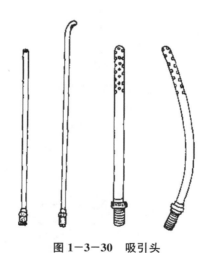

图1-3-30　吸引头

十、敷料

敷料（dressing）通常包括纱布和布类制品。

1. 纱布块：用于消毒皮肤，拭擦术中渗血、脓液及分泌物，术后覆盖缝合切口，进入腹腔应用温湿纱布，以垂直角度在积液处轻压，蘸除积液，不可揩擦、横擦，否则容易损伤组织。

2. 小纱布分离球：将纱布卷紧成直径为 0.5~1cm 的圆球，用组织钳或长血管钳夹持用于钝性分离组织。

3. 大纱布垫：用于遮盖皮肤、腹膜，湿盐水纱布可用于腹腔器官的保护，也可用来擦血，为防止遗留于腹腔，常在一角附有带子。

十一、手术器械台摆置原则

手术器械台的准备一般由器械护士完成。将无菌布类包放在器械台上，打开外面的双层包布，再打开手术器械包，将器械放置在器械台上，按使用方便分门别类排列整齐。其原则包括：

1. 严格分清无菌与有菌的界限，凡无菌物品一经接触有菌物品后即为污染，不得再作为无菌物品使用。

2. 器械台面和手术台面以下为有菌区，凡器械脱落至台面以下，即使未曾着地亦不可再用，缝线自台面垂下部分，亦作为已污染处理。

3. 保持无菌布类干燥。铺无菌巾单时，器械台与手术切口周围应有四层以上，以保持适当的厚度。

4. 台面保持干燥、整洁，器械安放有条不紊。将最常用的器械放在紧靠手术台的升降器械托盘上，以便随取随用。对用过的器械必须及时收回、揩净，安放在一定的位置，排列整齐；暂时不用的放置在器械台的一角，不要混杂。

第四章　手术人员及患者的术前准备

第一节　概　述

对每一例手术，在医生为患者施行手术前的一段时间内，医生和患者都要进行一系列的准备工作，称为手术前准备。手术前准备是外科治疗过程中的重要环节，准备工作是否充分常常决定手术能否成功和患者术后能否顺利恢复。因此，外科医生必须养成认真、周密和细致的工作作风，不论手术大小、难易程度、手术对象是谁，都应以高度负责的态度做好术前准备工作。

一、手术前准备的基本内容

手术前准备包括进入手术室之前和进入手术室之后两个阶段的准备工作。前一阶段的基本内容有三个方面：手术治疗方案的确定、患者的生理和心理准备，以及手术前其他常规性准备工作。后一阶段的基本内容包括两个方面：手术人员的准备，即洗手、穿手术衣、戴无菌手套等；患者的准备，即患者的体位安置、手术区皮肤的消毒、铺无菌巾单等。

二、手术前准备的基本要求

进入手术室之前术前准备的基本要求是内容力求完备、步骤力求合理。术前准备内容的完备主要指不仅要做好各种手术常规性的准备工作，还必须针对患者个体的特点加以考虑和做好特殊的准备。例如，对一位阑尾炎的老年患者，由于老年人对炎症刺激反应迟钝，腹痛等自觉症状往往较轻，腹膜刺激征可能不明显，体温、血液白细胞数增加不显著，但其病理变化很可能比临床征象严重得多。因此，在术前准备时，绝不可因其临床表现较轻而延误手术治疗，或仅视为单纯性阑尾炎的手术而忽视了可能存在的阑尾坏疽、穿孔乃至弥漫性腹膜炎，同时还不可忽视老年人可能伴发的糖尿病、高血压病以及重要器官的器质性病变等。只有考虑到了上述特点，并进行相应的特殊处理，才能使术前准备较为完备，使手术更为顺利和安全。

三、不同性质手术的术前准备

根据患者病情的轻重缓急，可将手术分为急诊性手术、限期性手术和择期性手术。

1. 急诊性手术：指病情紧迫，不立即手术将影响患者生命安全，或者会遗留严重后遗症的手术，如窒息状态时的气管切开、急性大出血的手术止血、严重开放性创伤的清创缝合、胃肠早期穿孔的手术修补、急性阑尾炎的阑尾切除等。

2. 限期性手术：指不应延误治疗时机，一旦延误会严重影响疗效和预后的手术，如肿瘤的根治性切除、胃十二指肠溃疡并发幽门梗阻的胃大部切除术、甲状腺功能亢进已用碘剂准备的甲状腺大部切除术等。

3. 择期性手术：指在一定时间内延迟对疾病并无重大影响的手术，如非绞窄性的疝修补术、非发作期的结石性胆囊炎的胆囊切除术、体表良性肿瘤的切除术等。

各种性质的手术对术前准备的基本要求是一致的，即尽量使术前工作完备、合理。但不同类型的手术由于紧迫程度不同，术前准备的内容必须因病情而异、因条件而异。急诊性手术术前准备总的原则是迅速及时、抓住重点。对于并非十分紧迫的手术，如急诊阑尾切除术、胆囊切除术等，在病情允许时可在一定时间内做较为充分的术前准备；对于十分紧迫的手术，如腹内大出血的手术止血、绞窄性疝的手术复位、胃肠早期穿孔的剖腹探查等，应尽可能做好最基本的术前准备；如果是抢救性的手术，如窒息状态下的气管切开术，则应争分夺秒，即刻施行手术。限期性手术和择期性手术的术前准备总的原则是在不影响手术治疗的前提下，在尽可能短的时间内做好充分的术前准备工作。

第二节　进入手术室前的术前准备

尽管临床上手术的种类繁多，术前患者的住院时间也有差异，但进入手术室之前的准备工作的基本内容是一致的，并有相应的医疗制度加以规范和落实。

一、手术治疗方案的确定

1. 诊断的确定和手术适应证的掌握：确定患者的疾病是否应当手术治疗的问题，是术前各项准备工作的前提。明确诊断是选择合理治疗方法的基础，因此，应通过详细询问病史、全面的体格检查，结合化验检查和必要的影像学检查，尽可能在术前明确诊断。应注意：①尽管目前各种先进的检查手段不断出现并日益普及，但仍应重视病史采集和体格检查，绝大多数有价值的诊断资料均来源于此。②诊断不仅包括外科疾病本身，还包括可能影响患者治疗的其他潜在的疾病。

在明确诊断的基础上，必须结合患者的生理和心理状况综合考虑。只有在确定手术是患者当前治疗的最佳或唯一手段时，才能认为患者应当手术治疗，使手术适应证得以确定。任何手术对患者来说都会带来痛苦和创伤，因此在决定手术治疗时必须十分慎重，手术适应证的掌握应当合理：掌握过紧，则可能使部分患者失去有效治疗的机会；掌握过松，则可能会使手术并发症的发生率和死亡率增高。

2. 手术方法的选择：解决做何种手术对患者有利的问题。由于同一种疾病手术治疗的方法（也称术式）可能有多种，带来的创伤和疗效也可能有所不同，在选择时应结合患者的病情、术者的经验、物质条件等做全面分析，以简便、低创、疗效好为基本标准。多数患者应在术前确定手术方法，少数患者因诊断还需通过术中探查、术中冰冻切

外 科
基本技能操作教程

片的病理检查才能明确诊断，或术中有意外发现，因此手术方法也需结合病情考虑，并在术中做必要的修改，有时还需临时组织手术台边的会诊。

3. 手术耐受力的判断：解决患者能否耐受将要施行的手术的问题。患者能够耐受手术创伤才能达到治疗目的，否则可能加重病情，甚至导致死亡，因此，术前对手术耐受力的正确估计和尽量改善耐受力十分重要。对手术耐受力的正确估计，应建立在对患者的全身情况和手术创伤的大小这两个因素综合分析的基础上。

根据患者的全身健康情况、外科疾病对全身的影响程度、重要器官的功能状况等，通常可将患者分为两类。第一类患者身体素质好，可很好地耐受，即使是大型手术的创伤，也仅需做一般性的术前难备；第二类患者身体素质差，常见伴有心、肺、肝、肾等重要器官的器质性疾病，以及糖尿病、高血压病等，尤其当重要器官的功能濒于或已经处于失代偿状态时，即使很小的手术也可能发生生命危险，因此需要在术前做相应的特殊性准备工作。尽管目前具体的各类手术对手术耐受力的要求在教科书或文献中均有介绍，但临床实际工作中还需根据患者个体的特点加以分析和评估。

二、患者的生理和心理准备

在确定了手术治疗方案的基础上，应着手进行患者的生理和心理准备，最大限度地提高患者对手术的耐受力。一般而言，对上述第一类患者仅需做一般性准备，但这类患者有时也会出现意外的病情变化，需要特殊处理。而对第二类患者则必须在一般性准备的基础上，有针对性地做好特殊性准备。

1. 一般性生理准备：目的是维护患者的生理状态，使患者能在较好的状态下度过手术创伤期。

（1）功能性锻炼：主要是让患者进行适应手术后变化的锻炼。如训练在床上大、小便；交代清楚咳嗽咳痰的重要性，并教会患者正确咳嗽、咳痰的方法；鼓励患者做深吸气和呼气，增加肺活量；骨科患者术前应训练其正确的肌肉锻炼方法等。吸烟的患者应在术前两周戒烟。

（2）输血和补液：对于慢性贫血患者，术前应适当输入全血或红细胞悬液，使血红蛋白不低于 $10g/dl$。许多外科疾病伴有水和电解质平衡紊乱，术中又会出现水、电解质的丢失，因此在术前需进行纠正。轻度的紊乱口服纠正即可，重度的紊乱或不能口服者需进行静脉补充。

（3）改善心、肺、肝、肾功能：对准备施行较大手术的患者以及老年患者等，术前均应对主要器官功能做全面的检查和评估。如发现有心血管疾病、呼吸功能障碍和肝、肾疾病或糖尿病等，除急诊手术外，均应将手术暂停或延期，并做相应的特殊处理，待改善或控制之后才可手术。

（4）营养的补充：小型手术且全身状况较好者可不做特殊要求，大型手术则必须在术前给予充分的营养补充。可进食者术前尽量给予高蛋白、高热量和富含维生素的饮食，不能进食者可经外周静脉或深静脉营养提供热量、蛋白质和足够的维生素。某些对维生素有特殊需要的患者如阻塞性黄疸的患者，术前应常规补充维生素 K，以利于凝血功能的改善。

（5）预防感染和术前抗生素的预防性应用：术前应采取以下措施预防感染的发生：①补充营养，尽量提高患者的体质；②及时发现潜在的感染病灶并积极予以清除；③对肝功能障碍、代谢性疾病以及免疫缺陷等易感患者应进行必要的治疗，以提高抗感染能力；④对医院内感染应进行有效的监测和控制；⑤保护患者免于接触已感染的患者，避免交叉感染；⑥术前的任何诊断或治疗性操作均应严格遵循无菌原则。

对术前抗生素的预防性使用应持慎重态度，一般认为以下情况可考虑预防性应用：①涉及感染病灶或切口接近感染区域的手术；②肠道手术的准备；③估计手术时间较长的大型手术；④污染的创伤，清创时间较长或难以彻底清创者；⑤术中放置永久性植入物；⑥重要器官的手术，一旦感染会引起严重后果者；⑦大出血、休克、接受免疫抑制剂治疗等导致免疫功能低下的患者等。应用的方法一般以术前 1 小时予以足量的广谱抗生素为宜。

2. 特殊性生理准备：术前特殊性生理准备适用于：患者的重要器官处于病理状态，如心脏病、高血压病、呼吸功能障碍、肝脏疾病、肾脏疾病、糖尿病等，且器官功能濒于或已处于失代偿状态；生理状态较特殊的群体，如老年、小儿、妇女和妊娠患者等，这些患者对手术的耐受力通常较差。

（1）心脏疾病：一般患者术前应做心脏病史的详细询问、心脏物理检查和心电图检查。有心脏病病史者应根据病情做心脏彩色多普勒超声检查、24 小时动态心电图监测及其他特殊检查。临床上常采用简便易行的屏气试验，即让患者深吸气后屏气，测定能忍受的时间，与临床表现相对照，能较准确地估计患者的心脏代偿功能，此方法应当掌握。由于不同类型心脏疾病患者对手术的耐受力有所不同，经内科治疗后心脏疾病的缓解和康复也有一个过程，因此对患者能否手术及何时手术为宜这两个问题应慎重决定。请心脏内科和麻醉科等专科医师共同会诊十分必要。一般而言，任何类型的心脏病一旦出现心力衰竭，除急诊抢救外，手术须在心力衰竭控制后 3~4 周进行；心肌梗死的患者，病情控制后 6 个月内若无心绞痛症状，此后手术较为安全。

（2）高血压病：术前应全面了解患者的心、脑、肾的功能。如尚无上述器官病变的早期高血压，收缩压低于 21.3kPa（160mmHg），舒张压低于 13.3kPa（100mmHg），手术风险与正常人相仿；如已有上述器官的病变，或血压过高者，手术危险性较大，可能诱发脑血管意外、心力衰竭和肾衰竭。

术前准备的要点：①高血压的降压治疗应在门诊或入院时即开始。②降压的幅度要适当，术前舒张压应控制在 13.3~14.6kPa（100~110mmHg）或再稍低一些即适宜。③轻度或中度高血压患者术前最好停药，以避免术中低血压或升压困难；舒张压超过 16.0kPa（120mmHg）者及伴有缺血性心脏病者，术前停药应慎重。

（3）呼吸功能障碍：术前除病史采集、体格检查以及胸部平片等常规检查外，有呼吸道病史者或老年患者还需做肺功能检查和血气分析等，全面了解呼吸功能的状况。测量深呼气和深吸气时胸腔周径的差别，若超过 4cm，常提示肺部并无严重病变。在考虑手术耐受力时，一般认为当肺功能显著下降时，即肺功能检查中最大通气量为 40%~60%，血气分析提示氧分压低于 6.6kPa（50mmHg），氧饱和度低于 84%，二氧化碳分压高于 7.1kPa（54mmHg），或肺功能下降伴有感染者，手术并发症的发生率和死亡率均较高，不宜施行择期手术。

术前改善肺功能的处理应视呼吸道疾病类型的不同而异，要点为：①戒烟，练习深呼吸和咳嗽；②应用支气管扩张剂；③雾化吸入祛痰药物以及体位引流等促使痰液排出；④根据病情有时需预防性使用抗生素。

（4）肝脏疾病：术前应全面了解患者的肝炎、肝硬化、血吸虫病等病史，并系统进行肝功能检查，其中血清总胆红素、白蛋白球蛋白比例、凝血酶原时间和肝炎病毒感染等指标的测定最为重要。肝脏具有较强的代偿能力，因此轻度肝功能损害对手术的耐受力影响不大；若患者肝功能严重损害，濒于失代偿或伴有活动性肝炎，则对手术的耐受力显著下降，一般不宜施行择期性手术；如已出现显著黄疸、大量腹膜腔积液（腹水）或肝昏迷等症状，除急诊抢救外，不宜施行任何手术。经一段时间的保肝治疗后，肝功能可得到程度不同的改善。

术前准备的要点：①保肝治疗，如给以高碳水化合物、高蛋白饮食，补充人体白蛋白和新鲜血液、血浆，多种维生素和其他保肝药物等；②有活动性肝炎者，应视肝炎病毒的类型予以拉美呋啶、干扰素等抗病毒治疗。

（5）肾脏疾病：有肾脏病史者，或老年人有高血压、动脉硬化、前列腺肥大、糖尿病等病史者，应注意对肾功能进行全面评价。在评价肾脏疾病对手术耐受力的影响时，主要通过测定 24 小时内生肌酐清除率和血尿素氮两项指标推测肾功能的损害程度，一般将肾功能损害程度分为轻、中、重三类。轻、中度损害的患者经适当内科治疗后通常都能良好地耐受手术，重度损害的患者须在有效的透析治疗下才能安全进行手术。

术前准备的要点：①应注意补足血容量，避免使用血管收缩剂等，保证肾脏的有效血流灌注；②纠正水、电解质平衡紊乱和酸碱平衡失调；③避免使用肾毒性药物，控制尿路感染等。

（6）糖尿病：一般而言，糖尿病并非手术的禁忌证，但糖尿病患者对手术的耐受力差，易感染，创伤愈合能力差，易出现酮中毒和昏迷等，使手术的危险性成倍增加。糖尿病患者多数在术前已有明确诊断并经长期内科治疗，少数患者为隐性糖尿病，在术前检查时才被发现，或在手术后才出现。糖尿病患者在术前应做充分的准备，尤其在施行大手术前，应对糖尿病进行适当的控制。

术前准备的要点：①改善营养状况，提供碳水化合物以增加糖原的储备，纠正水、电解质紊乱和酸中毒。②有感染可能的手术，术前应使用抗生素。③对糖尿病已被控制的患者，术前血糖的控制宜适当，一般维持在轻度升高状态，尿糖（＋）；在施行大手术前，一般应停口服降糖药物或长效胰岛素等，改用普通胰岛素，以利于术中、术后血糖的控制；手术应在当日尽早施行，以缩短手术前禁食的时间和避免酮体生成。④对糖尿病未被控制的患者，尤其是处于酮中毒和昏迷状态的患者，除了如脓肿切开引流术等对病情的控制有利的小型手术以及抢救性手术外，其他手术均应待纠正酸中毒和水、电解质平衡失调，病情得到控制后再施行。应注意重症糖尿病的处理相当复杂，胰岛素的用法和用量，水、电解质紊乱和酸中毒的纠正措施等均应在血糖、尿糖、血液生化、血气分析等的严密监测下进行，处理不当极易酿成严重后果。经验不足者宜请内科或内分泌专科医师会诊，协同处理。

（7）老年人：老年人的重要器官常有退行性变化，并常伴有慢性器质性疾病，对手术的耐受力降低，手术的危险性随年龄的增大而增长。选择手术治疗时需谨慎，但也不应因为是老年人而一味放弃积极有效的手术治疗，应根据个体情况权衡利弊，做充分的术前准备，尽量提高手术的安全性和有效性。

术前准备的要点：①对重要器官的功能状况要做全面、细致的检查，客观评价其对手术的耐受力。②确定手术方案时，应根据患者的个体状况，选择对老年人更为合理的手术方法，尽量以创伤小的方法取得相对较好的疗效。如急性坏疽性胆囊炎可行胆囊切开取石、胆囊造瘘引流术，待急性炎症控制，患者全身状况改善后，再考虑行择期性胆囊切除术；溃疡病穿孔也可选用单纯修补等。③应注意改善老年人的营养状况，对贫血、低清蛋白血症、维生素缺乏等老年人常见的营养不良状态，应予以积极的纠正。

（8）婴幼儿：婴幼儿对手术的耐受力较差。其生理特点是基础代谢率高；肾脏浓缩功能差，尿量多，易致脱水；糖原储备少，手术中糖原消耗快，易致酮中毒；总血容量小，少量出血即可影响体循环。因此，婴幼儿患者的术前准备应注意：①水、电解质紊乱和酸碱平衡失调须及时纠正；②术前常规应用维生素 K，防止出血倾向；③术前应静滴 5%～10% 葡萄糖溶液，增加糖原储备；④施行较大手术前应做好输血的准备。

（9）月经期和妊娠妇女：妇女月经期机体抵抗力差，应尽量避免手术，择期性手术最好在月经停止后数日施行。妇女在妊娠期合并外科疾病时，在选择手术和考虑手术方案时应注意：①一般情况下，妊娠妇女应尽量避免手术，特别是在妊娠 3 个月以前和妊娠后期，以免影响胎儿的正常发育。择期性手术宜在产后适当时间施行。②必须手术时，有保留妊娠和终止妊娠两种选择，取决于外科疾病和手术对孕妇的危害程度和对胎儿正常发育的影响程度，以保护孕妇的生命安全作为首要考虑因素。③急性阑尾炎是妊娠期最常见的外科疾病，应积极地手术治疗，以免阑尾穿孔导致弥漫性腹膜炎，给母婴带来更大的危险。一般认为保留妊娠的阑尾切除术对母婴均较安全。④术前用药应尽量避免使用对胎儿有毒性和致畸作用的药物。

（10）营养不良：营养不良者对手术的耐受力显著降低，蛋白质的缺乏对有效循环血量、组织修复能力、免疫功能等都有很大的影响，术中、术后易导致低血容量性休克、脓毒血症和败血症、吻合口水肿性梗阻和吻合口漏、伤口愈合迟缓、肝功能障碍等后果。对营养不良的患者，应尽可能在术前做营养补充，其中蛋白质和多种维生素的补充最为重要，补充的方式应首选口服，并辅以适当的外周静脉输注。对严重营养不良，估计需做较长时间术前准备的患者，应采用深静脉营养支持，并适当给予新鲜血液、血浆或清蛋白。

3. 心理准备：新的医学模式对患者心理状况的改善提出了很高的要求。术前患者的心理准备主要包括：①医生应全面了解患者的思想、生活习惯和相关的社会状况，给予最大的同情心和关怀，使患者信任医院和医生。②避免可能引起患者焦虑的言谈和举止，尽量消除患者对手术的疑虑和恐惧心理。③创造病房内良好的气氛，使患者乐观向上。病房内一旦出现危重患者的抢救、死亡等情况，其他患者难免会出现不同程度的悲观情绪，要及时发现并通过查房、谈话等方式加以引导；应将危重患者与普通患者分开。④重视术前与患者和家属谈话的质量。⑤不轻易变更手术日期，以免引起更多的焦虑不安。⑥保证患者在术前有充足的睡眠和休息。

三、术前其他常规性准备工作

在手术方案确定、患者已做好充分的生理和心理准备的基础上，经管医生就应该有条不紊地进行一系列常规性的术前准备工作。这些工作一般在手术前1~3日和当日实施。

1. 术前小结：对手术方案，患者的生理、心理准备情况，以及术前讨论的结果做全面的总结，是术前准备中必须完成的病案资料。

2. 术前谈话和签字：在术前讨论取得一致意见的基础上，必须与患者和家属进行术前谈话，内容包括手术的必要性、可能达到的效果、麻醉和手术的危险性、可能发生的并发症、术后恢复过程及预后等问题。术前谈话的质量至关重要，应注意：①严肃性。谈话前医生要有充分的准备，不允许任何信口开河或支吾含混。②客观性。对家属应清楚地告知诊断、手术和预后的真实情况；对患者本人的谈话也应真实，某些特殊的疾病如恶性肿瘤的手术，应视患者的心理承受情况委婉地告知，但善意的隐瞒病情也应慎重。③一致性。多次谈话或不同医生谈话的内容应一致，病情确有变化时亦应交代清楚，获得患者和家属的理解。④鼓励性。应使患者和家属对治疗抱有较大希望，积极配合。⑤通俗性。尽量少用医学术语，使语言通俗易懂。必须在完成患者和家属明确同意手术的签字手续后才可手术。

3. 逐级审批：重大、重危、可能致死或致残的手术，新开展的手术，以及特殊病例的手术，需按医疗行政管理的规定完成逐级审批手续，经审批同意后才可实施手术。

4. 胃肠的准备：胃肠手术患者，手术前一天开始进流质饮食，其他手术饮食则无需限制，术前12小时开始禁食；术前4~6小时开始禁止饮水，以防因麻醉或手术过程中的呕吐引起误吸或窒息。如为幽门梗阻患者，术前3日应每晚洗胃，并限制饮食或仅给予无渣流质。对一般性手术，术前一日应采用缓泻剂或灌肠等通便措施。如果拟施行的是结肠或直肠手术，术前2日进流质，术前晚应行清洁灌肠，并在手术前1~3日开始口服肠道抗菌药物，以减少肠道内细菌，防止感染。但颅内压增高的开颅手术患者不应行高压灌肠，可口服缓泻药物，如番泻叶等。

5. 备血：术前、术中和术后可能需要输血的患者，应预先送血液标本和申请单至血库，做好血型鉴定、交叉配血试验，准备好血源。

6. 手术通知单：择期性手术应至少提前一天将手术通知单送至手术室。需用的特殊器械应预先通知手术室做好消毒处理，术前手术人员应熟悉特殊器械的正确使用方法。需用的特殊药品亦应做好使用的准备。提前通知相关科室做好术中冰冻切片、术中B超、术中造影等的准备。

7. 药物敏感试验：应在术前一日做好，并将结果记录在病历上。普鲁卡因、青霉素、链霉素、造影用碘剂等在使用前均应做过敏试验。

8. 手术区皮肤的准备：为了避免术后感染，术前一日如病情允许，可让患者洗澡，更换内衣。手术区域皮肤做适当洗涤，除去污垢和油脂，尤其应注意皮肤皱折、脐部及会阴部的清洁，用肥皂及清水刷洗干净。可不剃毛或在术前即刻（在进入手术室之前）剃毛。对骨、关节部位手术，皮肤准备的要求应更为严格。准备皮肤时，应避免使患者受凉，防止损伤皮肤。手术区皮肤如有感染病灶，则应延期手术。

9. 手术前夜的准备：手术前夜应对全部术前准备工作检查一遍。若发现患者体温升高、女性患者月经来潮等情况，则应延迟手术。手术前夜一般应给予镇静剂，以保证患者有充足的睡眠。

10. 麻醉前用药：根据不同麻醉方法，给予麻醉前用药。一般于术前均给予巴比妥类镇静剂肌内注射。全身麻醉者，术前还应肌肉注射阿托品或东莨菪碱，以减少呼吸道分泌物。需预防性应用抗生素者也可在此时给予。

11. 送往手术室前的准备：患者被送往手术室前应排尽尿液。估计手术时间较长或者施行的是盆腔手术者，还应留置导尿管。胃肠手术等一般术前需放置胃管。应将患者的活动义齿取下，以免麻醉或手术过程中脱落或误吞；所有金属装饰品均应取下，以免术中应用电刀时将患者灼伤。经管医生应对准备工作做最后一次检查，然后将病历、影像学资料，以及其他术中需要的材料如引流管等带入手术室。手术人员自身在生理和心理上也应有充分的准备，保证有良好的精力做好每一例手术。

四、三级检诊制度和术前讨论制度

准备工作完备对保障手术的安全性和有效性至关重要，临床医疗工作中有多项相应的制度对此加以规范和强化，其中三级检诊制度和术前讨论制度的落实十分重要。三级检诊制度规定，对每一位住院患者，经管的住院医师、主治医师和主任医师必须在限定的时间内检视患者，即查房。查房的质量十分重要，除常规性的医疗、教学查房内容外，术前患者的查房内容必须包括：①疾病的诊断、鉴别诊断和手术适应证的掌握；②治疗原则和具体的手术治疗方案；③对患者手术耐受力的判断和改善、手术前后可能出现的问题及其预防等。三级检诊一般由医疗组或科室组织实施，重点是对术前准备进行全面的安排和落实，并在医疗组或科室范围内进行检查。

术前讨论制度规定每一例手术必须经过集体讨论，有时需由医院医疗行政机构组织，邀请院内外相关科室的专家会诊和参加术前讨论。术前讨论的内容主要包括：①诊断的确立和手术适应证的掌握；②术式选择和手术方案的确定；③对患者手术耐受力的判断和改善；④检查患者术前准备工作是否完备；⑤对术中、术后可能发生问题的预测及其防治的方法；⑥麻醉方法的选择；⑦手术人员的组织安排；⑧特殊器械、药品等物资条件的准备；⑨手术时间的确定等。术前讨论的重点是对术前准备进行全面的总结和补充，并在科室或全院范围内进行检查。三级检诊和术前讨论的情况应在医疗文书中有翔实的记载。

第三节　进入手术室后的术前准备

一、手术人员的准备

1. 洗手前的常规准备：必须严格执行无菌操作的规程。应注意：①洗手前不应参与感染创口的换药；②有上呼吸道感染和手臂皮肤化脓性感染、湿疹的人员不应参与手术；③应剪短指甲，并除去甲缘下的积垢，用肥皂洗去手、前臂、肘部及上臂下半部的污垢及油脂；④进入手术室后，先更换洗手衣、裤、鞋，后戴好帽子和口罩，口罩须遮住鼻孔，头发不可露在帽外；⑤多台手术时应先施行清洁手术，再施行污染或感染的手术。

2. 手及手臂皮肤的准备：手及手臂皮肤的准备即洗手法。洗手的范围包括双手、腕、前臂、肘部至上臂下 1/2 段的皮肤。洗手的方法有多种，一般包括两个步骤，即机械刷洗和化学药品浸泡。通过洗手，可达到彻底灭菌，显著降低手术感染率的目的。常用洗手方法有如下几种。

（1）肥皂洗刷并乙醇浸泡法：用普通肥皂和水清洗手臂及肘部。用消毒毛刷蘸消毒肥皂水，按以下顺序彻底、无遗漏地刷洗（三段三遍交替 10 分钟刷手法：第一段，双手指尖至腕关节范围；第二段，双侧腕关节至肘关节范围；第三段，双侧肘关节至肘上 10cm 上臂范围）：先刷指尖，然后刷手、腕、前臂、肘部至上臂 10cm 段，特别注意要刷净指尖、甲沟、指蹼、腕部。两手臂交替刷洗，每刷洗 3 分钟用清水冲洗一次，共 3 次，总计 10 分钟。刷洗后冲洗，冲洗时手指朝上，肘朝下，从手指冲向肘部，须将肥皂沫冲洗干净。用消毒小毛巾沿手指向肘部的方向擦干，擦过肘部的毛巾不可再回擦手部。手、臂不可触碰他物，如误触他物，必须重新刷洗。将双手至上臂下 1/3 浸泡在盛 70% 乙醇的桶内，同时用小毛巾轻轻擦洗 5 分钟。手不可触碰乙醇桶口。浸泡完毕，拧干消毒小毛巾，揩去手臂乙醇，晾干。双手保持于胸前半伸位，进入手术间穿手术衣、戴手套。

（2）肥皂洗刷并新洁尔灭浸泡法：按上述肥皂水刷手法刷洗手臂 5 分钟，彻底冲净肥皂沫，用消毒小毛巾沿手指向肘部的方向擦干。将双手至上臂下 1/3 浸泡于 1：1000 的新洁尔灭溶液中，共 5 分钟，待手、臂皮肤晾干后穿手术衣。因新洁尔灭是阳离子除污剂，肥皂是阴离子除污剂，所以必须将手臂上的肥皂冲净，以免影响新洁尔灭的杀菌效力。新洁尔灭泡手完毕，禁与乙醇接触。新洁尔灭溶液一般应在使用 30～40 人次后更换。

（3）碘附洗手法：清水冲洗双手、前臂、肘部至上臂下 1/2 段皮肤。取无菌刷蘸 0.5% 碘附溶液，按肥皂水刷手法的相同顺序和范围，刷洗手、臂 3 分钟。流水冲净，用消毒小毛巾或纱布擦干。用 0.5% 碘附纱布块涂擦手、臂 2 遍，待手、臂皮肤晾干后穿手术衣。

（4）灭菌王（双氯苯乙双烷）洗手法：方法与碘附洗手法基本相同。

（5）连续手术洗手法：在施行无菌手术后，接连下一台手术时，要更换手术衣、口罩、手套并洗手。洗手法按以下步骤：①先洗去手套上的血迹。②由他人解开衣带，将手术衣向前翻转脱下；脱衣袖时，顺带将手套上部翻转于手上。③右手伸入左手手套翻折部的外圈中，脱下该手套，左手拿住右手套内面脱去该手套（先脱右手套亦可）。④手未沾染血迹者，重新用消毒肥皂水刷手、臂 3 分钟，消毒液浸泡消毒后，再穿手术衣、戴手套；如果手已沾染血迹，则应重新彻底刷洗手、臂和浸泡消毒。注意在施行污染手术后，接连下一台手术时，应重新彻底刷洗手、臂和浸泡消毒。

（6）急诊手术洗手法：同为急诊手术，其手术的紧迫程度有所差异，对并非十分紧迫的手术，应该按上述方法做彻底的手和手臂皮肤的消毒。在紧急情况下，最好采用碘附或灭菌王洗手法，可节约时间。无此条件者可用3％～5％的碘酒涂擦双手及前臂，再用70％酒精棉球涂擦1或2次，即可戴无菌手套。穿手术衣时应将袖口留在手套腕部外面，然后再戴一副手套。

（7）洗手法的常见错误：已经洗手后手臂上举超过肩以上或下垂低于腰以下水平；刷洗手臂后丢弃毛刷时手伸至水池内；进手术间时用已刷洗过的手臂推门；擦拭手臂时纱布触及未刷洗的皮肤或洗手衣；擦拭手臂由臂部近端向远侧擦拭；未擦干手臂冲洗水即在消毒桶内的消毒液中浸泡；浸泡手臂时触及消毒桶边缘；刷洗手臂后触摸未经过灭菌或消毒的物品；刷洗手臂后数人鱼贯进入手术室；刷洗后的手臂紧贴躯干两侧造成污染；冲洗手臂上的肥皂液时手触及水龙头；刷洗手臂时弄湿洗手衣裤，失去清洁衣裤隔离病菌的作用；刷洗手臂未按三段三遍交替10分钟刷手法操作，刷完一侧手臂后才刷另一侧；刷洗手臂至近侧后又返回刷洗已经刷洗过的手臂远端。

3. 穿无菌衣和戴无菌手套。

（1）穿传统无菌手术衣（图1-4-1）：从器械台上取出已消毒的手术衣，手提衣领两端，轻轻将手术衣抖开，注意避免同其他物品相接触。将手术衣略向空中轻抛，乘势

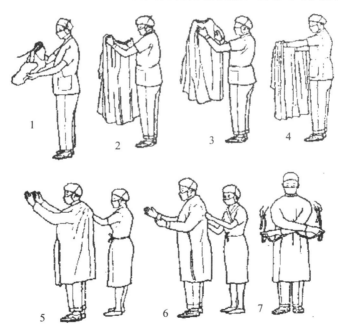

图1-4-1 穿传统无菌手术衣

1. 取手术衣（不接触器械护士手套）
2. 打开手术衣找到衣领后手提衣领两端
3. 将手术衣向上方轻轻抛起
4. 双手同时插入衣袖内
5、6. 两手向前平伸，巡回护士从身后协助系腰带
7. 双手交叉提起腰带，巡回护士从身后协助系腰带

将两手插入衣袖中，两臂前伸，巡回护士或其他人员从背后协助穿衣，然后将两手交叉提起腰带，以便背后护士将其系住。注意穿好手术衣后，双手半伸置于胸前，避免触碰周围的人或物品。不可将手置于腋下、上举或下垂。常见错误：①两臂过度外展或上举过高；②传递腰带时上身未前倾，手触及手术衣；③传递腰带时腰带交叉或双手不交叉；④传递腰带时手过伸，超过腋中线或触及巡回护士的手臂。

（2）穿包背式无菌手术衣（图1-4-2）：包背式无菌手术衣的穿衣法基本同上，只是当术者穿上手术衣、戴好无菌手套后，器械护士将腰带传递给术者自己系扎，包背式无菌手术衣的后页应盖住术者的身后部分使其背后亦无菌。

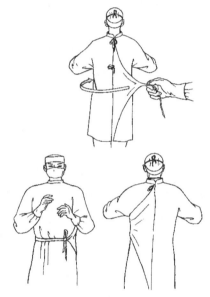

图1-4-2　穿包背式无菌手术衣

（3）戴干无菌手套（图1-4-3）：①先穿手术衣，后戴手套。②取叠好已灭菌的手套，双手各捏起手套的翻折部将两手套分开。分辨左右手手套（两手套的拇指相对并朝向前方），一只手捏起两手手套的翻折部的外面，先将另一只手插入一只手套内（注意手勿触及手套的外面），再用已戴好手套的手指插入另一只手套的翻折部里面，帮助未戴手套的手插入手套内。双手整理好手套后将手术衣袖口卷入手套翻折部内（注意翻转手套腕部时，已戴手套的手勿触及手套翻折部的外面及皮肤）。③双手可先蘸少许滑石粉以利于戴手套。④用无菌盐水彻底冲净手套上的滑石粉。

（4）戴湿无菌手套（图1-4-4）：①手消毒后，先戴手套，后穿手术衣。②从盛手套的盆内取出湿手套一双，盛水于手套内。③如先戴左手套，则顺序为左手先伸入左手套，稍抬高左手，让积水顺腕部流出，然后已戴手套的左手伸入右手套翻折部的外圈，右手伸入戴右手套，抬起右手，使积水顺腕部流出。如先戴右手套则顺序相反。④穿好手术衣，将手套翻折部位拉到袖口上，不可露出手腕。

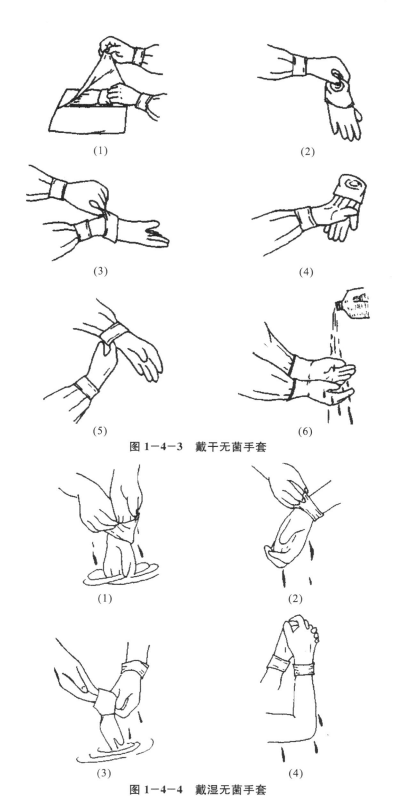

(1)

(2)

(3)

(4)

(5)

(6)

图 1－4－3　戴干无菌手套

(1)

(2)

(3)

(4)

图 1－4－4　戴湿无菌手套

二、患者的准备

患者上手术台后，必须再次核对患者和所施手术的种类、病变的部位是在左侧还是右侧等，无误后进行下述准备工作。

1. 常见的手术体位（图1-4-5）：体位是指患者在手术台上的姿势。应根据具体的手术选择不同的体位，如腹部手术常用平卧位，脊柱后路手术用俯卧位，会阴部手术选截石位等。

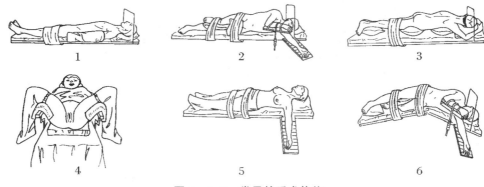

图1-4-5　常见的手术体位

总的安置原则如下：①患者要安全舒适，骨性突出处要衬以海绵或软垫，以防压伤；②手术部位应得到充分显露，并利于术者操作；③呼吸道要通畅，呼吸运动不能受限；④大血管不能受压，以免影响组织供血和静脉回流，肢体需固定时要加软垫，不可过紧；⑤重要的神经不能受压或牵拉损伤，如上肢外展不得超过90°，以免损伤臂丛神经，下肢要保护腓总神经不受压，俯卧位时小腿要垫高，使足尖自然下垂。

2. 手术区皮肤消毒的方法：应由助手在手、臂消毒后，尚未穿手术衣和戴手套之前进行。其步骤如下：

（1）助手从器械护士手中接过盛有浸蘸消毒液纱球的消毒弯盘与敷料钳。

（2）第一遍消毒由手术区中心开始，向周围皮肤无遗漏地涂布消毒液，应注意消毒液不能浸蘸过多，以免引起周围皮肤黏膜的刺激与损伤。

（3）待第一遍消毒液晾干后，换敷料钳以同样方式涂布消毒液一遍，此为第二遍消毒。

（4）如为污染或感染伤口以及肛门等处的手术，涂布消毒液由手术区周围向中心。已经接触污染部位的消毒液纱球不可再返擦清洁处。

（5）手不可碰到手术区。皮肤消毒完毕，铺无菌巾单，然后双手再浸泡于洗手消毒液中3分钟。

（6）皮肤消毒液可采用0.5%~1%碘附、0.5%氯己定（洗必泰）、2%碘酊、75%乙醇等。

注意面颈部、会阴部、婴幼儿、植皮区等不宜用碘酊消毒，一般用1：1000新洁尔灭或1：200氯己定消毒。使用碘酊消毒时，必须待碘酊液干后再用75%乙醇脱碘两遍。

    3. 手术区皮肤消毒的范围：手术区皮肤消毒的范围应至少包括手术切口周围 15cm 的区域。如手术时有延长切口的可能，则应适当扩大消毒范围。不同手术部位的皮肤消毒范围如图 1-4-6 所示。

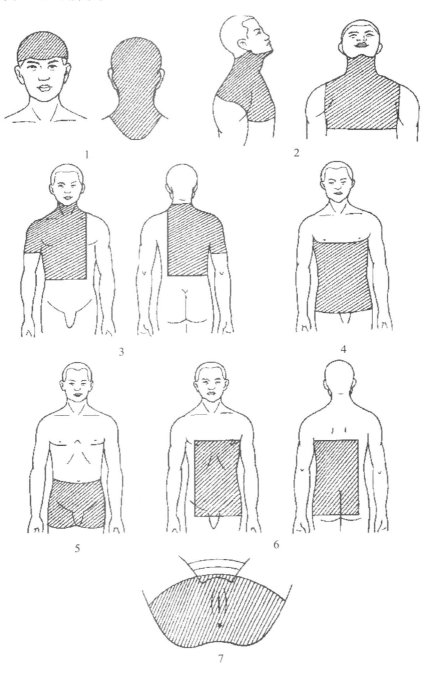

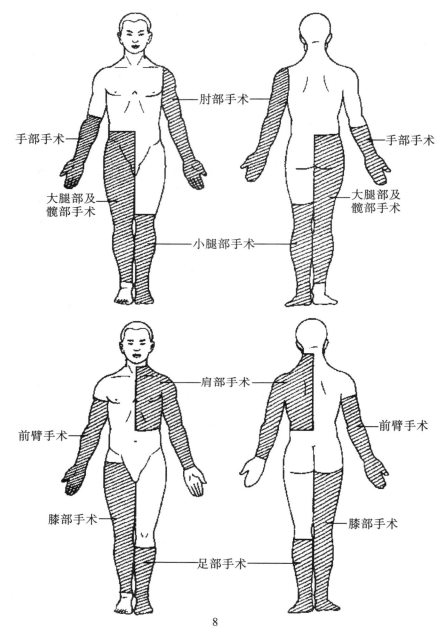

8

图 1-4-6　手术区皮肤消毒的范围

　　4. 手术区无菌巾单的铺放：手术区皮肤消毒后，由执行消毒的医师及器械护士协同做手术区无菌巾单的铺放工作，顺序是先铺无菌巾，再铺盖无菌单。无菌巾单的铺盖方法因手术部位而异，但总的原则是要求将患者的全身遮盖，准确地显露出术野。一般无菌手术切口周围至少要盖有四层无菌巾单。小手术用消毒巾、小孔巾即可。

　　以腹部手术为例：需消毒巾 4 块，薄膜手术巾 1 块，中单 2 条，剖腹单 1 条。其铺盖步骤如下（图 1-4-7）：①护士传递第 1 块消毒巾折边向着助手；②助手接第 1 块消毒巾，盖住切口的下方；③第 2 块消毒巾盖住切口的对侧；④第 3 块消毒巾盖住切口的上方；⑤第 4 块消毒巾折边向着护士，盖住切口的助手贴身侧；⑥将薄膜手术巾放于切口的一侧，撕开一头的防粘纸并向对侧拉开，将薄膜手术巾敷盖于手术切口部位；⑦切口部位下、上各铺中单 1 条；⑧最后铺剖腹单，开口正对切口部位，先向上展开，盖住麻醉架，再向下展开，盖住手术托盘及床尾。

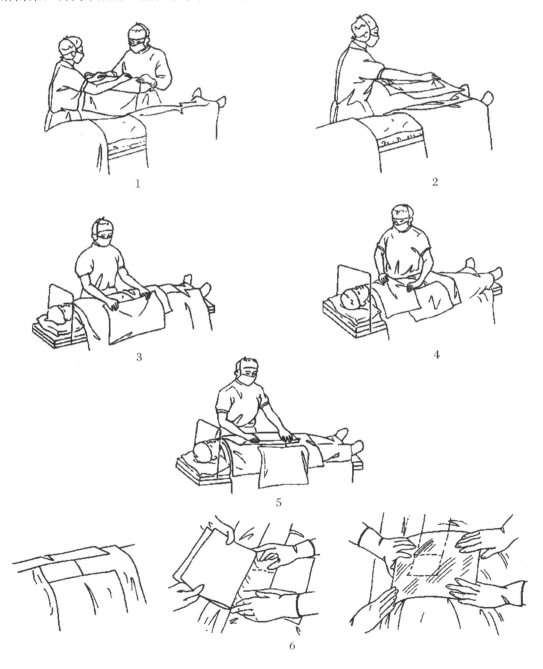

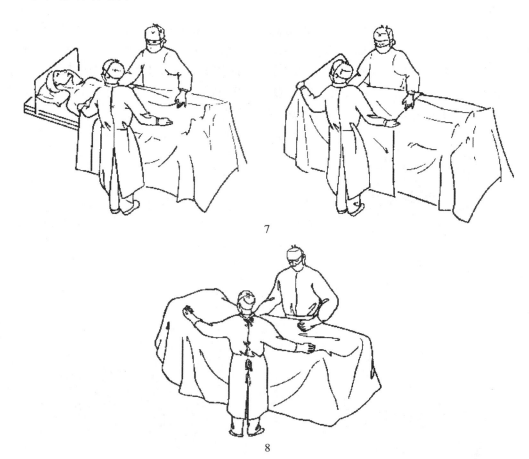

7

8

图 1—4—7　腹部手术无菌巾单的铺放

第五章　外科打结法、剪线和拆线

第一节　外科打结法

手术中的止血和缝合都离不开结扎，而结扎是否牢固可靠又与打结有密切的关系。打结是外科手术中最常用和最基本的操作之一，打结的质量和速度对手术时间的长短、手术的安全以及患者的预后都会产生重要的影响。结扣打得不正确就有可能松动滑脱，导致出血或缝合的组织裂开不愈，给患者带来痛苦甚至危及生命。因此，外科医生必须熟练地掌握正确的外科打结法。

一、打结递线（图1－5－1）

术中打结递线一般有两种方法，即手递线法和器械递线法。手递线法适用于表浅部位的组织结扎，是指打结者一只手握持线卷，将结扎线头绕钳夹组织的血管钳递给另一只手，也有人将线卷绕钳夹组织的血管钳递给另一只手。一般来说，右利手者以左手握持线卷，左利手者以右手握持线卷。器械递线法则适用于深部组织的结扎，是指在打结前用一把血管钳夹住丝线的一端，将该钳夹线头绕钳夹组织的血管钳递给另一只手从而打结的方法，也可将带线的血管钳绕钳夹组织的血管钳递给另一只手，从而使双手握住线的两端打结。递线后又根据结扎线的两端是否相交而分为交叉递线和非交叉递线。对于交叉递线来说，第一个单结为右手示指结，作结后双手可直接拉紧结扎线，无需再作交叉；如果是非交叉递线，第一个单结为右手中指结，作结后双手需交叉以后方能拉紧结扎线。

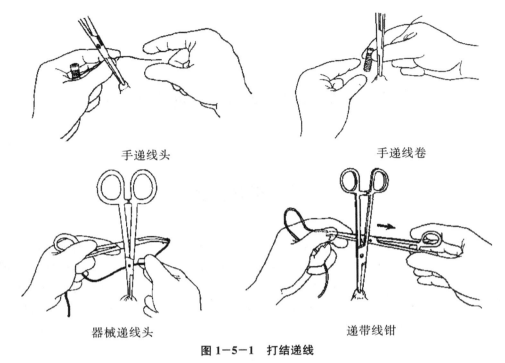

手递线头　　　　　　　　　　手递线卷

器械递线头　　　　　　　　　　递带线钳

图 1-5-1　打结递线

二、结扣的分类

临床上一般根据其形态将结分为以下几类（图 1-5-2）：

1. 单结（half hitch）：是外科结扣的基本组成部分，易松脱、解开，仅用于暂时阻断，如胆囊逆行切除暂时阻断胆囊管，而永久结扎时不能单独使用单结。

2. 方结（square knot）：因其结扎后较为牢固而成为外科手术中最常使用的结扣。它由两个相反方向的单结扣重叠而成，适用于较少的组织或较小的血管以及各种缝合的结扎。

3. 三重结或多重结（extra half hitch on reef knot）：在完成方结之后再重复一个或多个单结，使结扣更加牢固。其适用于直径较大的血管、张力较大的组织间缝合后的结扎。使用羊肠线或化学合成线等易于松脱的线打结时，通常需要做多重结。

4. 外科结（surgeon knot）：在做第一个结时结扎线穿绕两次以增加线间的接触面积与摩擦力，再做第二结时不易松动或滑脱，因打此种结扣比较费时而仅适用于结扎大血管。

5. 假结（false knot）：由同一方向的两个单结组成，结扎后易于滑脱而不宜采用。

6. 滑结（slip knot）：尽管其结扣的构成类似于方结，但是，由于操作者在打结拉线时双手用力不均，一紧一松甚至只拉紧一侧线头而用另外一侧线头打结，因此完成的结扣并非方结而是极易松脱的滑结，术中尤其要注意避免。

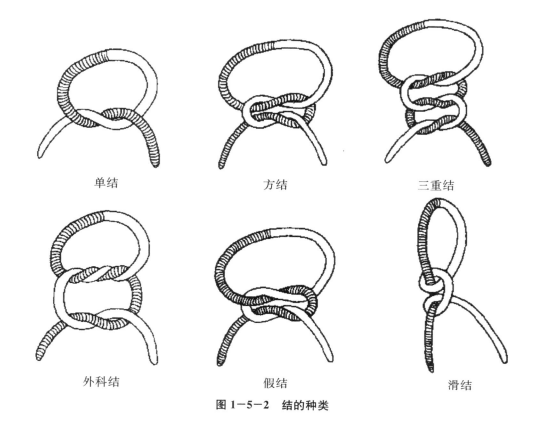

单结　　　　　　　　方结　　　　　　　　三重结

外科结　　　　　　　假结　　　　　　　　滑结

图 1-5-2　结的种类

三、打结方法

术中打结可用徒手和借助器械两种方式来完成。徒手打结在术中较为常用，可分为双手打结法和单手打结法，根据操作者的习惯又将单手打结法分为左手打结法和右手打结法。器械打结是借助于持针钳或血管钳打结，又称为持钳打结法。

1. 单手打结法：简便迅速的打结方法，易学易懂，术中应用最广泛，应重点掌握和练习。右手打结法如图 1-5-3 所示，左手打结法如图 1-5-4 所示。

2. 双手打结法（图 1-5-5）：做结方便，牢固可靠，除用于一般结扎外，还用于深部或组织张力较大的缝合结扎。

3. 持钳打结法（图 1-5-6）：使用血管钳或持针钳绕长线、夹短线进行打结。其可用于浅、深部结扎。血管钳或持针钳既是线的延长，也是操作者手的延伸。此法适用于线头太短、徒手打结有困难或打结空间狭小的结扎，有时也是为了节省缝线和穿线时间。

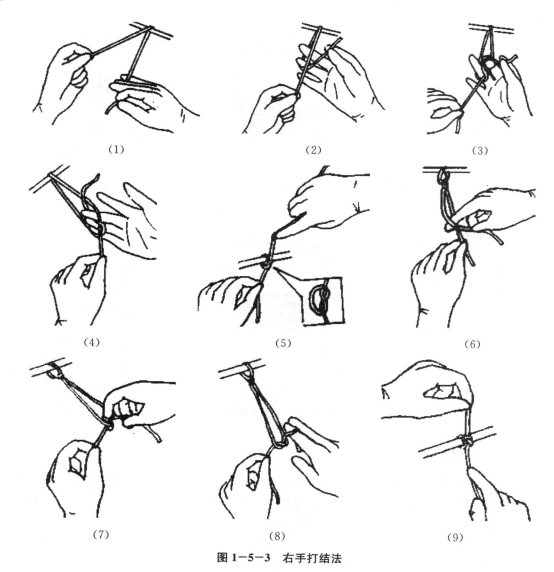

(1)　　　　　　　(2)　　　　　　　(3)

(4)　　　　　　　(5)　　　　　　　(6)

(7)　　　　　　　(8)　　　　　　　(9)

图 1-5-3　右手打结法

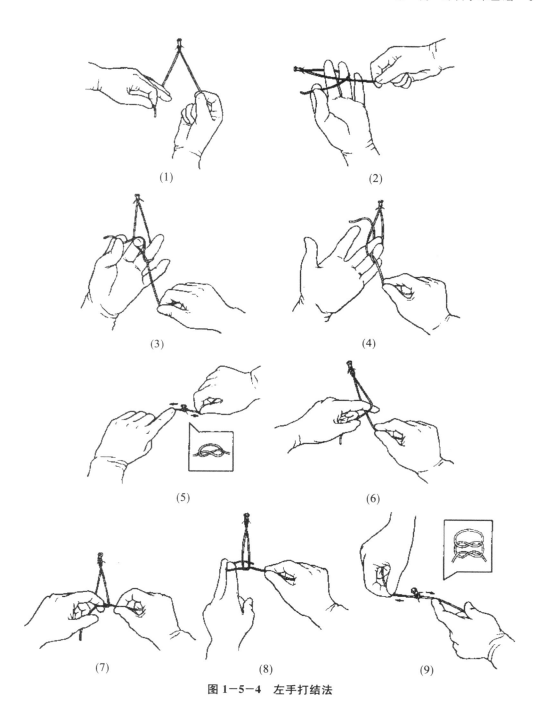

(1)

(2)

(3)

(4)

(5)

(6)

(7)

(8)

(9)

图 1-5-4　左手打结法

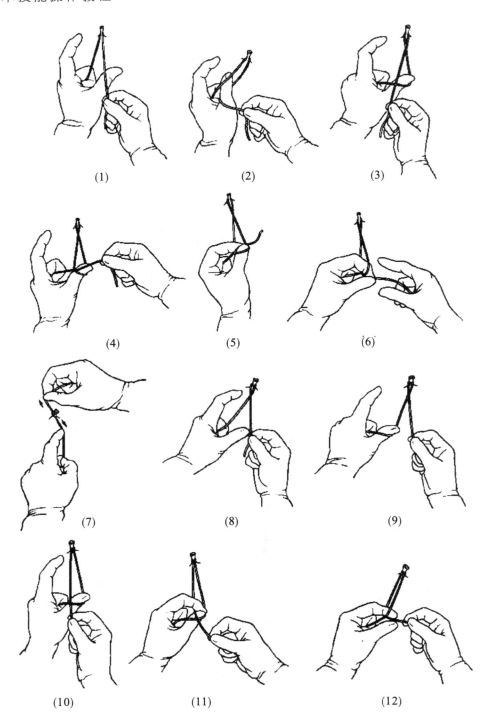

(1)　　　　　　(2)　　　　　　(3)

(4)　　　　　　(5)　　　　　　(6)

(7)　　　　　　(8)　　　　　　(9)

(10)　　　　　(11)　　　　　(12)

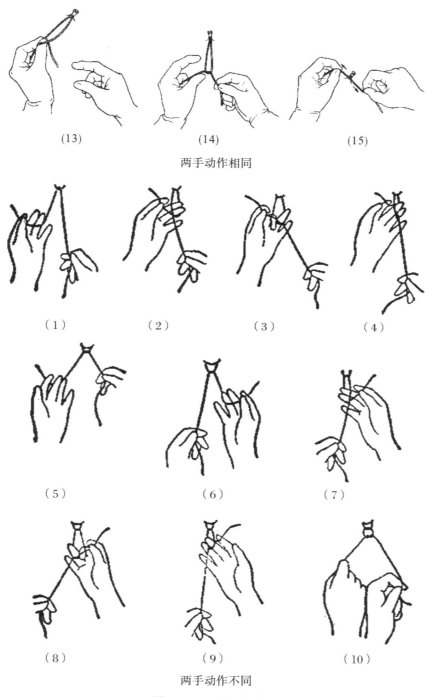

（13） （14） （15）

两手动作相同

（1） （2） （3） （4）

（5） （6） （7）

（8） （9） （10）

两手动作不同

图 1－5－5 双手打结法

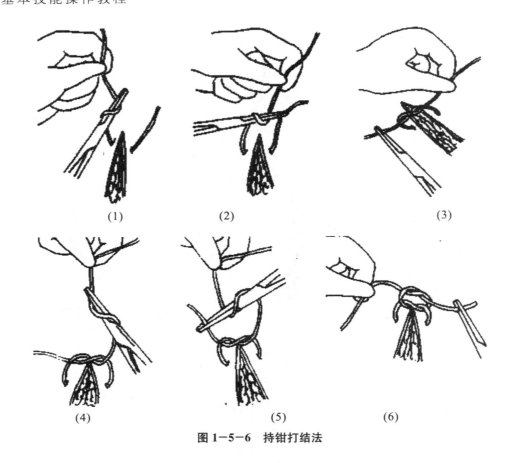

(1)　　　　　(2)　　　　　(3)

(4)　　　　　(5)　　　　　(6)

图1-5-6　持钳打结法

四、打结的注意事项

1.无论用何种方法打结，相邻两个单结的方向必须相反，否则易打成假结而松动。

2.打结时，两手用力点和结扎点三点应在一条直线上，如果三点连线成一定的夹角，在用力拉紧时易使结扎线脱落。在收紧线结时，两手用力要均匀，如果一手紧一手松，则易打成滑结而滑脱。

3.根据打结处的深度和结扎对象选择一段适当长短和粗细的结扎线，打结前用盐水浸湿可增加线的韧性及摩擦力，既易拉紧又不易折断。打结时，必须顺着线的穿行方向用力拉紧，否则极易折断结扎线。

4.深部打结时，因空间狭小而使两手难以同时靠近结扎处，此时可以在打结后一只手拉住线的一端，另一线端可用另外一只手的示指在近结扣处反向推移，均匀用力收紧结扣。遇张力较大的组织结扎时，往往在打第二结时第一结扣已松开，此时可在收紧第一结扣以后，助手用一把无齿镊夹住结扣，待收紧第二结扣时再移除镊子。

5.结扎的目的是封闭管腔或异常开口，阻止其内容物的继续移动。如出血点的结扎是为了封闭血管断端，阻止出血；疝囊高位结扎是为了封闭疝门，阻止疝内容物疝出；输精管结扎是为了阻止精液的移动。以出血点的结扎为例：出血点夹住后即可开始结扎，助手先把血管钳竖起以便术者将线绕过，随即放低血管钳使尖端稍翘起。待第一个结打好后，在助手松开移去血管钳的同时，将结继续扎紧，再打第二个结，形成方结，再剪线。

第二节　术中剪线

手术进行过程中，剪线就是将缝合或结扎打结后残余的缝线剪除，一般由助手操作完成。初学剪线者最好是在打结完成后，打结者将双线尾并拢提取稍偏向左侧，助手用左手托住微微张开的线剪。"顺、滑、斜、剪"：将剪刀近尖端顺着缝线向下滑至线结的上缘，再将剪刀向上倾斜适当的角度，然后将缝线剪断（图1－5－7）。倾斜的角度越大，遗留的线头越长；角度越小，遗留的线头越短。一般来说，倾斜45°左右剪线，遗留的线头较为适中（2～3mm）。需要注意的是，对于深部组织结扎、较大血管结扎和羊肠线或尼龙线所做的结扎，线头应稍留长一些，如丝线留2～3mm，羊肠线留3～5mm，钢丝线留5～6mm并将钢丝两断端拧紧，羊肠线或尼龙线留5～10mm，皮肤缝线留0.5～1cm为宜。线头过短的线结易于滑脱，而线头过长将导致组织对线头的异物反应。

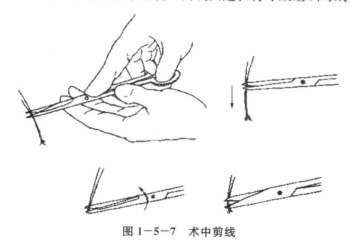

图1－5－7　术中剪线

第三节　外科拆线

只有皮肤缝线需要拆除，因此外科拆线尤指在缝合的皮肤切口愈合以后或手术切口发生某些并发症时（如切口化脓性感染、皮下血肿压迫重要器官等）拆除缝线的操作过程。拆线时应注意避免使原来显露在皮肤外面的线段经过皮下组织，招致细菌污染。缝线的拆除时间应结合切口部位、局部血液供应情况、患者的年龄及营养状况、切口的大小与张力等因素综合考虑决定。一般来说，头、面、颈部切口在术后4～5天拆线，下腹部、会阴部6～7天，胸、上腹、背、臀部7～9天，四肢10～12天（近关节处还可适当延长一些），减张缝合14天。有时可先采用间隔拆线，已化脓的伤口应立即拆线，青少年患者可适当缩短拆线时间，年老、营养不良、糖尿病患者可延迟拆线时间。拆线的具体方法：首先按换药的方法常规消毒切口区域，左手持镊子将线结轻轻提起，右手将微微张开的线剪尖端插入线结与皮肤之间的间隙，平贴针眼处的皮肤将线剪断（图1-5-8），然后快速轻巧地将缝线朝剪断侧拉出，这样就可以避免拉开切口、引起患者不适或皮下污染。最后用酒精棉球消毒切口，再盖以无菌纱布胶布固定。

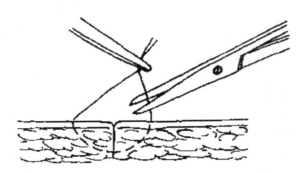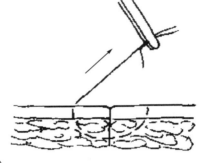

图1-5-8　外科拆线

第二篇　手术基本操作

第一章　组织切开

切开（incision）是外科手术的第一步，也是外科手术最基本的操作之一。

一、皮肤切口选择的基本原则

充分显露是手术能否顺利进行的关键。术野的充分显露又以做好适宜切口为前提。适宜的切口应符合以下要求。

1. 切口应选择在病变附近，能充分显露术野，直达手术区域，并便于在必要时延长切口。

2. 皮肤切开时应尽量与该部位的血管和神经路径相平行，减少组织损伤，避免损伤重要的血管和神经。

3. 愈合后不影响生理功能：①避开负重部位是否如手的掌面、足底部和肩部等，以防负重时引起瘢痕疼痛。②颜面及颈部切口须考虑与皮纹一致，以减少愈合后的瘢痕。③避免纵形切口超过关节，遇关节手术可做横切口或 S 形切口，以免瘢痕挛缩，影响关节的活动。

4. 切开操作简单，经过的组织层次少，缝合切口所需时间短。

二、皮肤切开的注意事项

1. 切口大小应以方便手术操作为原则。切口过大将造成不必要的组织损伤，切口过小则会影响手术操作，延长手术时间，故在术前应做好手术切口的设计。

2. 切开时用力要适当，手术刀刀刃须与皮肤垂直，以防斜切，以免缝合时不易完全对合。

3. 切开力求一次完成，避免中途起刀再切，特别是在同一平面上多次切开，可造成切缘不整齐和过多组织损伤。用电刀切割时，不可在一点上烧灼过久，以免灼伤皮缘。

4. 应按解剖学层次逐层切开，并保持切口从外到内大小一致。

三、皮肤及软组织切开

皮肤切开时，术者右手执刀，左手拇指和示指分开，固定并绷紧切口上端两侧的皮肤（较大的切口，由术者与助手分别用左手压在切口两旁或切口上、下极，将皮肤固定）。手术刀的刀腹与皮肤垂直，防止斜切。刀切入皮肤后以刀腹继续切开，达到预计的皮肤切口终点时又将刀渐竖起呈垂直状态而终止，这样可避免切口两端呈斜坡形状。

切开时要掌握用刀的力量，力求一次切开全层皮肤，使切口呈线状，切口边缘平滑。皮下组织可与皮肤同时切开。若皮下组织切开长度较皮肤切口为短，则可用剪刀剪开。切开皮肤和皮下组织后，随即用手术巾保护切口周围的皮肤，以减少在手术操作时器械和手同皮肤接触的机会，从而避免带入细菌（图2-1-1）。皮肤及皮下组织切开后，按解剖学层次依次切开，应注意防止损伤主要神经、血管及深部组织器官，如切开腹膜时要防止损伤腹腔内器官。切开腹膜时应采取保护措施以防损伤内脏和大网膜（图2-1-2）。

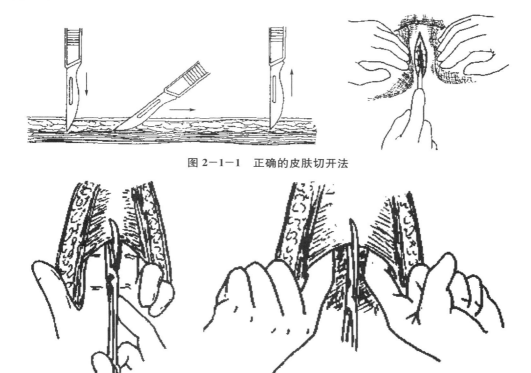

图2-1-1 正确的皮肤切开法

图2-1-2 腹膜的切开

如果用高频电刀做皮肤及软组织切开时，要先用手术刀切开皮肤3mm深，擦去血液，再改用电刀切割，这样不会损伤皮缘。对直径小于2mm的小血管可直接切割，不需要用电凝止血；对直径大于2mm的小血管，先将预定要切剖的两边组织电凝后再切断。用电刀切割时，输出强度均不能过大，以尽量减轻组织损伤。

四、管腔切开

做胃、肠、胆管和输尿管等管腔切开时，因管腔内可能存在污染物或感染性液体，须用纱布保护准备切开的器官或组织部位的四周，在拟做切口的两侧各缝一牵引线并保持张力，逐层用手术刀或电刀切开，出血点用细丝线结扎或电凝止血。可边切开，边由助手用吸引器吸出腔内液体，以免术野污染（图2-1-3）。

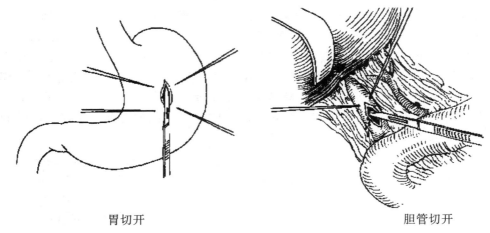

胃切开   胆管切开

图 2-1-3　正确的管腔切开法

第二章　组织分离技术

　　分离（dissection）是显露深部组织和切除病变组织的重要步骤。一般按照正常组织的层次沿解剖间隙进行，不仅容易操作，而且出血和损伤较少。局部有炎症或瘢痕时，分离比较困难，要特别细致地分离，注意勿伤及邻近器官。应按手术需要进行分离，避免过多和不必要的分离，并力求不留残腔，以免渗血、渗液积存，甚至并发感染，影响组织愈合。常用的分离方法有锐性分离和钝性分离两种，可视情况灵活使用。不论采用哪种方法，首先必须熟悉局部解剖关系。

一、锐性分离

　　锐性分离（sharp dissection）是用手术刀或剪刀在直视下做细致的切割与剪开。此法对组织损伤最小，适用于精细的解剖和分离致密组织。用刀分离时先将组织向两侧拉开，使之紧张，再用刀沿组织间隙做垂直、短距离的切割(图2-2-1)。用剪分离时应先将剪尖伸入组织间隙内，不宜过深，然后张开剪柄分离组织，看清楚后再予以剪开(图2-2-2)。分离较坚韧的组织或带较大血管的组织时，可先用两把血管钳逐步夹住要分离的组织，然后在两把血管钳间将其切断。

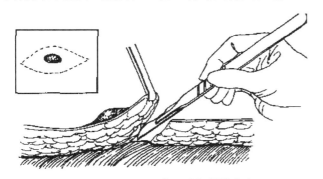

图2-2-1　用手术刀进行锐性分离

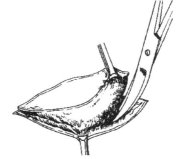

图2-2-2　用组织剪进行锐性分离

二、钝性分离

　　钝性分离（blunt dissection）用血管钳、手术刀柄、剥离子或手指进行。此法对组织损伤大，但较为完全，适用于疏松结缔组织、器官间隙、正常肌肉、肿瘤包膜等部位的分离。钝性分离是将这些钝性器械伸入疏松的组织间隙，用适当力量轻轻地逐步推开周围组织，但切忌粗暴，防止重要组织结构的损伤和撕裂。手指分离可在非直视情况下进行，借助手指的感觉来分离病变周围的组织（图 2－2－3）。

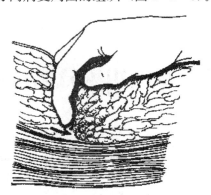

图 2－2－3　用手指进行钝性分离

　　需要说明的是，近年来许多医生习惯用电刀进行分离。电刀在工作状态下可用于锐性分离，在切割时，对切割面具有部分电凝止血作用，特别适用于切割血供丰富的软组织，如肌肉、胃肠壁等。电刀在非工作状态下可用于钝性分离，必要时还可用于电凝止血。上述功能合理交替使用，可使术野无渗血而且清晰可辨，缩短了手术的时间。

第三章　局部止血法

手术过程中的组织切开、分离等均可能引起出血。及时完善的止血（hemostasis），既能减少失血量，保持术野清晰，又可避免术后出血与继发感染，是最重要的基本操作之一。外科医生控制出血的能力是衡量其技术熟练与否的标志之一。

一、压迫止血法

手术中有较为广泛的毛细血管出血或渗血时，可用纱布（或 40～50℃的湿盐水纱布）压迫止血。加压需有足够的时间，一般需 2～5 分钟，垂直移去纱布，必要时重复 2 或 3 次。较大血管出血，一时又无法显露出血血管时，也可用纱布暂时压迫止血，然后在辨明出血的血管后，再采用其他方法止血，以免造成失血过多。

下列几种方法也属于压迫止血法的范畴。

1. 热盐水纱布填塞：当术中有大量出血而且患者又处于危急状态，用其他止血方法不能止血时，可用热盐水纱布条或纱布垫填塞压迫止血，根据情况可在术后 48 小时，最迟不超过 7 天，一次或分次将填塞纱布条或纱布垫缓缓取出。注意：取出过早可再度出血，过晚又易并发感染。

2. 止血带止血法：止血带有充气止血带和橡皮驱血带两种。充气止血带由气囊、压力表和袖带组成。止血带止血常用于矫形外科的四肢手术，特别是手、前臂或足部手术，使术野清晰。以手部手术为例，可先在上臂中、下 1/3 处置一充气止血带，带下应用平整纱布垫好，待切口线设计好后，将手与前臂用纱布做简单的包裹，然后用橡皮驱血带自手指缠绕到肘关节以上，将血带打气至气压显示 33.3～40kPa（下肢打气至气压显示 53.3～80kPa）。用敷料钳夹闭橡皮管，使其继续维持压力。再将橡皮驱血带松开拆除，即可进行手术。记录止血带充气的时间。一次充气持续时间以不超过 1～1.5 小时为宜。如需继续使用，可排气数分钟，使手部血液循环恢复以后，再按上述步骤充气。如无充气止血带，可在橡皮驱血带缠绕驱血以后，将其余部分缠于前臂或肘关节上，用纱布条将其扎紧即可。这种做法有一定的盲目性，对橡皮驱血带的压力大小不易掌握，时间过长可造成神经压迫损伤，须特别注意。利用止血带的原理，亦可在其他手术中临时制止或预防大出血，可用手指或血管阻断带（或无损伤血管钳）阻断主要的供血血管，如肝切除时在常温下行第一肝门阻断术（Pringle 手法）（图 2－3－1）。

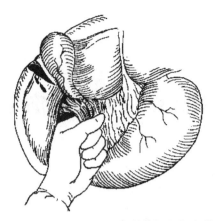

图 2-3-1　用手指法阻断第一肝门血管

二、结扎止血法

结扎止血法是指用血管钳钳夹出血部位的血管，之后予以结扎或缝扎（图 2-3-2）。此法在手术中最为常用，也是最有效的止血方法。缝扎主要是为了避免结扎线脱落，或因为单纯结扎有困难，常用"8"字缝合或贯穿缝合的方法（见第二篇第四章）。出血时必须看清出血的血管，然后进行钳夹。在难以显露出血血管时，可用纱布暂时压迫后再用血管钳钳夹，尽可能一次夹住，不宜钳夹血管以外的过多组织，更不能盲目乱夹。较稳妥的方法是在切断血管之前预先结扎血管，然后再切断。例如，在处理大、中血管时，可先游离一小段，再用两把血管钳夹住拟切断血管的两端，然后在两把血管钳之间切断，血管两断端分别结扎（图 2-3-3）。在处理重要部位的血管时，也可以在游离血管后，用血管钳或直角钳绕血管后壁两次带线结扎拟切断血管的两端，再从两结扎线之间剪断血管（图 2-3-4）。

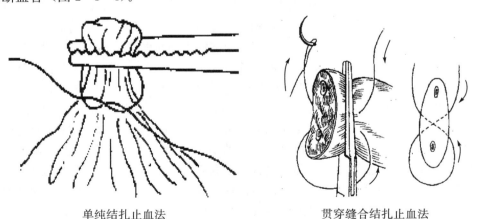

单纯结扎止血法　　　　　　　　　　　贯穿缝合结扎止血法

图 2-3-2　结扎止血法

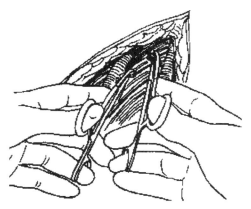

图 2-3-3 血管钳夹、切断、结扎

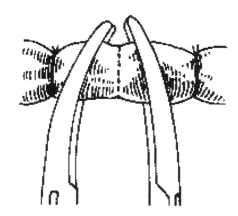

图 2-3-4 血管带线结扎、钳夹、切断

三、止血剂局部止血法

止血剂局部止血法是指用局部止血剂覆盖一般方法难以止血的创面，如肝脏、骨质等的渗血，起到局部止血的作用。常用促凝物质如明胶海绵、纤维蛋白泡沫体、氧化纤维素、胶原丝等，均为局部止血剂的基本成分。其作用原理是促进血液凝固和提供凝血块支架。这些物质能逐渐分解吸收，损伤的血管还可能恢复通畅。但使用时这些促凝剂容易吸附渗血或被渗血推离伤口。为此，要用干纱布压迫数分钟或缝合固定，使之贴附于伤口组织而起到止血的作用。骨髓腔出血时，可用骨蜡封闭出血处止血。手术部位注射肾上腺素，可促使血管收缩，减少切开后的出血。但此法可增加伤口感染的机会，有时也会影响心脏功能。3％过氧化氢（双氧水）注入渗血创面，再用干纱布压迫，因局部氧化生热产生泡沫，可起到促使局部血液凝固的作用。

四、电凝止血法

电凝止血法是指通过高频电流，凝结小血管而止血，实际上是电热作用使血流凝结，这种方法可以使小块组织炭化，常用于浅表部位较为广泛的小出血点，有时亦可用于深部止血。其优点是缩短手术时间和减少伤口内线结。但患者有凝血功能障碍时止血效果差。有伤口污染者用电凝易发生感染，故不宜采用此法。在大面积瘢痕切除时，若能熟练地掌握这一方法，往往可取得较好的效果。电凝止血时，血管钳应准确地夹住出血点或血管口处，也可用单极或双极电凝镊直接夹住出血点，之后通电止血。注意使用前需检查电灼器有无故障，检查室内有无开放的乙醚或其他易燃的化学物质；使用时应用吸引器吸去电灼部位的血液或用干纱布将术野拭干；电灼器或导电的血管钳、镊子不可接触其他组织；应随时刮除导电物前端的血痂。

第四章　缝　合

　　缝合（suture）的目的是使切开或离断的组织创缘相互对合，消灭死腔，促进伤口早期愈合。另外，缝合还可以起到止血、重建器官结构或整形的作用。吻合和钉合也属于缝合的范畴，前者是指将空腔器官或管道结构做对合性缝合，维持其连续性；后者则指不用缝线而是借助于特殊器械如钉合器来完成缝合或吻合的操作方法，同样可恢复器官组织结构的连续性。尽管钉合器的使用简化了手术操作，节省了手术时间，钉合后的伤口对合整齐，组织反应轻微，但是人体复杂的解剖关系不允许在所有手术部位都使用钉合器。钉合器发生故障时，钉合不全可能导致严重并发症。这就使得钉合器在临床上的应用范围受到一定的限制。临床手术过程中较常用的仍是手工缝合，可见手工缝合是外科医生的基本功之一。

　　临床上使用的缝合方法有多种，根据缝合后切口两侧的对合状态可将基本缝合方法分为单纯对合缝合、内翻缝合和外翻缝合，其中每一类又根据缝线是否具有连续性而分为连续缝合和间断缝合两种形式。使创缘两侧组织直接平行对合的缝合方法称为单纯对合缝合；使创缘两侧部分组织呈内翻状态以保持伤口表面光滑的缝合方法称为内翻缝合；而外翻缝合则是使创缘两侧部分组织呈外翻状态，被缝合或吻合的管腔结构内衬面保持光滑。连续缝合是指用一根缝线缝合整个伤口，在缝合起针处和末针处各打一结。此法的优点是缝合操作省时，节省缝线，创缘对合严密，止血彻底。缺点是缝线的一处折断可使整个切口全部裂开，用于皮肤切口缝合后不能做间断拆线；用于管道结构吻合时可能引起吻合口狭窄，一般不提倡采用或仅用于张力较小的不需拆线或一次性拆线的伤口缝合。间断缝合是指每缝一针打一个结，以多个独立的线结完成伤口的缝合。此法的优点是操作简单，易于掌握，伤口缝合牢固可靠，切口的张力由每个独立的结扣分担，一针拆开后不影响整个切口。缺点是操作费时，所用缝线较多。

一、缝合的基本要领

　　不管是进行哪种缝合，术者都需要完成穿线（现已有缝针带线，无需穿线）、持针、进针、出针和打结等基本步骤。术者接过夹针的持针器后，左手持镊固定或提取需缝合组织，右手握持针器将线尾顺势递给打结的助手以便其捏住线尾，针尖对准进针点，借助术者自身腕部和前臂的外旋力量于原位旋转持针器，顺着缝针的弧度将缝针刺入组织内，经组织的深面达对侧相应点，穿出缝针的头端部分，用镊子固定于原位，之后，用持针器钳夹针体，顺针的弧度完全拔出缝针和带出缝线。第一助手打结，第二助手剪线。

二、常用的缝合方法

1. 单纯对合缝合

（1）单纯间断缝合（simple interrupted suture）（图2-4-1）：是最常用、最基本的缝合方法，常用于皮肤、皮下组织、肌肉、腱膜和内脏器官等多种组织的缝合。

（2）单纯连续缝合（simple continuous suture）（图2-4-2）：可用于张力较小的胸膜或腹膜的关闭缝合。

（3）连续锁边缝合（lock stitch）（图2-4-3）：亦称毯边缝合，常用于胃肠后壁全层缝合或整张游离植皮的边缘固定，现已很少使用。

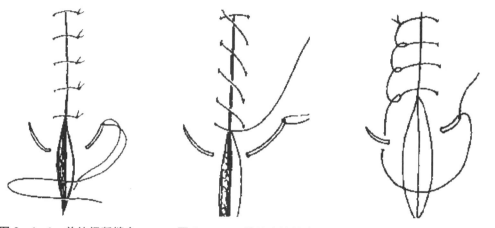

图2-4-1　单纯间断缝合　　　图2-4-2　单纯连续缝合　　　图2-4-3　连续锁边缝合

（4）"8"字缝合（figure of eight suture）（图2-4-4）：由两个相连的间断缝合组成，缝扎牢靠，不易滑脱。常用于肌腱、韧带的缝合或较大血管的止血缝扎。

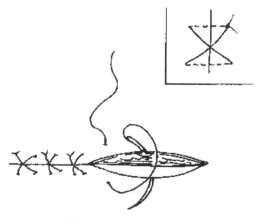

图2-4-4　"8"字缝合

（5）皮内缝合（endothelial suture）：分为皮内间断缝合（图2-4-5）和皮内连续缝合（图2-4-6）。选用细小三角针和细丝线（0号或0/2号）或细的可吸收缝线。缝针与切缘平行方向交替穿过切缘两侧的真皮层，最后抽紧。此法的优点是皮肤表面不留缝线，切口瘢痕小而整齐。此法多用于外露皮肤切口的缝合，如颜面部、颈部手术切口。

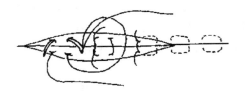 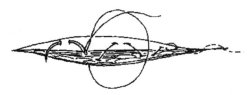

图 2-4-5　皮内间断缝合　　　　图 2-4-6　皮内连续缝合

（6）减张缝合（retension suture）（图 2-4-7）：可减少切口的张力，常用于较大张力切口的加固缝合。如张力较大的腹部切口依常规方法缝合后可能发生切口裂开，此时可在常规缝闭腹壁各层组织的同时，每间隔 2 或 3 针加缝一针减张缝合，针距 3cm左右。其方法是采用粗丝线或不锈钢丝线，于切口一侧距切缘 2cm 处皮肤进针，达腹直肌后鞘与腹膜之间出针，再从切口对侧的腹直肌后鞘与腹膜之间进针，穿过除腹膜外的腹壁各层达切口对侧皮肤的对应点出针。为避免缝线割裂皮肤，在结扎前缝线需套上一段橡皮管或硅胶管以作为枕垫，减少缝线对皮肤的压迫。

（7）贯穿缝扎（suture ligation）（图 2-4-8）：此法多用于钳夹的组织较多，单纯结扎困难或线结滑脱导致严重并发症的组织的结扎，如脾蒂的缝合结扎等。缝合的要点是术者将钳夹组织的血管钳平放，从血管钳深面的组织穿过缝针，依次绕进针点两侧的钳夹组织后收紧结扎。

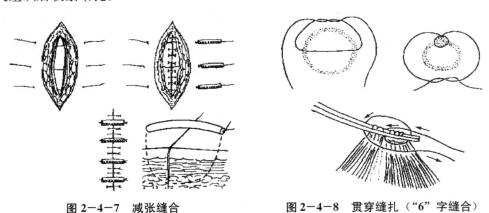

图 2-4-7　减张缝合　　　　图 2-4-8　贯穿缝扎（"6"字缝合）

2. 内翻缝合：常用于胃肠和膀胱的缝合或吻合。其优点是缝合后切缘两侧呈内翻状态，浆膜层紧密对合，有利于伤口粘连愈合；愈合后伤口表面光滑，同时也减少了伤口与其邻近组织器官的粘连；内翻缝合防止了因黏膜外翻所致的伤口不愈或胃肠液、尿液外漏。但是，内翻过度也有可能引起内腔狭窄。

（1）单纯间断全层内翻缝合（simple interrupted varus suture）（图 2-4-9）：一侧黏膜进针和浆膜出针，对侧浆膜进针和黏膜出针，线结打在腔内同时形成内翻。其常用于胃肠的吻合。

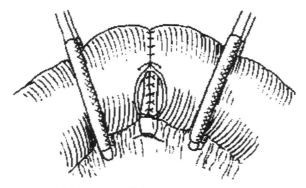

图 2-4-9 单纯间断全层内翻缝合

（2）单纯连续全层内翻缝合（simple continuous varus suture）：可用于胃肠的吻合，其进出针的方法同单纯间断全层内翻缝合，只用一根缝线完成吻合口前后壁的缝合。由于缝合不当可引起吻合口狭窄，现已很少使用。

（3）连续全层水平褥式内翻缝合（Connell）（图 2-4-10）：适用于胃肠前壁全层的吻合。其方法：第一针做肠壁全层单纯对合缝合，即从一侧浆膜进针通过全层，对侧黏膜进针，浆膜出针，打结之后，距线结 0.3～0.4cm 的一侧浆膜进针穿过肠壁全层，再从同侧肠壁黏膜进针，浆膜出针引出缝线。缝针达对侧肠壁，同法进针和出针，收紧缝线使切缘内翻。如此连续缝合整个前壁后打结。同侧进、出针点距切缘 0.2cm，进、出针点连线应与切缘平行。

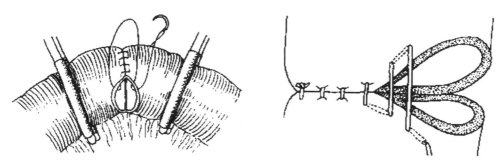

图 2-4-10 连续全层水平褥式内翻缝合（Connell）

（4）间断垂直褥式内翻缝合（Lembert）（图 2-4-11）：为胃肠手术最常用的浆肌层内翻缝合法，可在胃肠全层吻合后加固吻合口，减少张力。其特点是缝线穿行方向与切缘垂直，缝线不穿透肠壁黏膜层。具体的缝合方法是于距一侧切缘 0.4～0.5cm 处浆膜进针，缝针经浆肌层与黏膜层之间自同侧浆膜距切缘 0.2cm 处引出，跨吻合口于对侧距切缘 0.2cm 处浆膜进针，经浆肌层与黏膜层之间自距切缘 0.4～0.5cm 处浆膜引出，打结后，吻合口肠壁自然内翻包埋。间断垂直褥式内翻缝合可概括为"远进近出，近进远出，打结"。

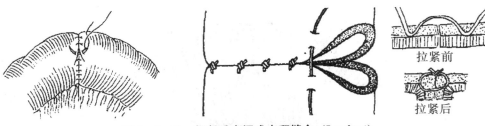

图 2-4-11　间断垂直褥式内翻缝合（Lembert）

（5）间断水平褥式内翻缝合（Halsted）（图 2-4-12）：又叫双间断内翻组合"U"字法，可用于胃肠吻合口前壁浆肌层的吻合。进、出针类似于 Connell，缝针仅穿过浆肌层而不是全层，缝线穿行于浆肌层与黏膜层之间。

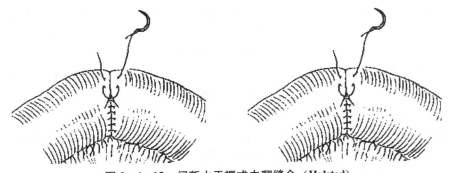

图 2-4-12　间断水平褥式内翻缝合（Halsted）

（6）连续水平褥式浆肌层内翻缝合（Cushing）：可用于胃肠前后壁浆肌层的吻合，缝合方法类似于 Connell，只是缝合的层次有所不同。这种方法缝针仅穿过浆肌层而不是全层，缝线穿行于浆肌层与黏膜层之间（图 2-4-13）。

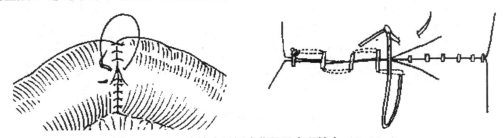

图 2-4-13　连续水平褥式浆肌层内翻缝合（Cushing）

（7）外荷包缝合（external purse-string suture）：为小范围的内翻缝合，以欲包埋处为圆心，于浆肌层环形连续缝合一周，结扎后中心内翻包埋，表面光滑，有利于愈合，减少粘连（图 2-4-14）。其常用于阑尾残端的包埋、胃肠小伤口和穿刺针眼的缝闭、空腔器官造瘘管的固定等。

（8）半荷包缝合：适用于十二指肠残端上下角部或胃残端小弯侧角部的包埋加固（图 2-4-15）。

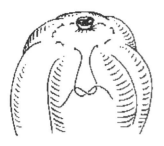
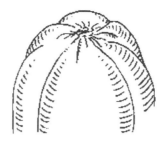
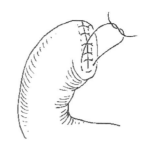

图2-4-14　外荷包缝合　　　　　图2-4-15　半荷包缝合

（9）"U"字叠瓦褥式缝合（图2-4-16）：适用于实质器官的断面如肝、胰腺断面或脾的缝合，从创缘一侧包膜进针，穿过器官实质达对侧包膜出针，再从出针同侧包膜进针，穿器官实质达对侧包膜出针，缝线两端在创缘的一侧打结。缝下一针时，进针点应在上一针结扎的范围以内，使相邻的两针重叠，通过结扎后组织之间挤压创缘的管道结构，达到止血或防止液体漏出的目的。若实质器官较厚，一针难以穿过，则可在实质器官的创缘中间出针，再从出针处进针达对侧包膜，缝合结扎后两侧创缘呈内翻状态。

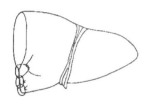

图2-4-16　　"U"字叠瓦褥式缝合

3. 外翻缝合：常用于血管的吻合和较松弛皮肤的吻合。血管吻合后吻合口两侧的血管边绕组织向外翻出，而血管内壁光滑，遗留线头少，可避免血栓形成；也有人将此法应用于缝合腹膜或胸膜，可使腹腔、胸腔内衬更光滑，减少内脏与腹壁或胸壁的粘连；松弛的皮肤缝合后皮肤切缘外翻，真皮层和表皮层对合良好，利于皮肤伤口的愈合。

（1）单纯间断外翻缝合法：实际上是单纯间断缝合法的变形，在具体操作时，要求缝合深层组织所带入的要比浅层组织所带入的为多，类似等腰梯形。这样当缝线收紧打结后切缘即可外翻。

（2）间断垂直褥式外翻缝合（interrupted vertical mattress suture）（图2-4-17）：可用于阴囊、腹股沟、腋窝、颈部等处较松弛皮肤的缝合。方法是距切缘5mm处进针，穿过表皮层和真皮层，经皮下组织跨切口至对侧于距切缘5mm的对称点穿出，接着再从出针侧距切缘1~2mm处进针，对侧距切缘1~2mm处穿出皮肤，由4个进出针点连接的平面应与切口垂直，结扎使两侧皮缘外翻。可概括为"远进远出，近进近出，打结"。

（3）间断水平褥式外翻缝合（interrupted horizontal mattress suture）（图2-4-18）：适用于血管破裂孔的修补、血管吻合口有渗漏处的补针加固。与连续水平褥式外翻缝合所不同的是，此法每缝合一针便打一个结。

（4）连续水平褥式外翻缝合（continuous horizontal mattress suture）（图2-4-19）：

适用于血管吻合或腹膜、胸膜的缝闭。血管吻合的具体方法是采用无损伤针线在吻合口的一端做对合缝合，一针打结，接着距线结 2～3mm 于线结同侧血管外膜进针，内膜出针，对侧内膜进针，外膜出针，收紧缝线使切缘外翻。如此连续缝合整个吻合口后打结。同侧进、出针点连线应与切缘平行。可概括为"同侧进，对侧出"。

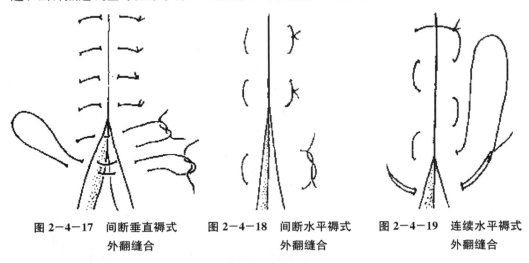

图 2—4—17 间断垂直褥式　　图 2—4—18 间断水平褥式　　图 2—4—19 连续水平褥式
外翻缝合　　　　　　　　　外翻缝合　　　　　　　　　外翻缝合

三、缝合的注意事项

1. 组织分层缝合、严密对合、勿留死腔是保证伤口愈合的前提，不同的组织对合将致伤口不愈。如表皮对筋膜、空腔器官的黏膜对浆膜、伤口深面积液等都是导致伤口延迟愈合甚至伤口感染的重要原因。

2. 应根据不同的组织器官类型，选择适当的缝针、缝线和缝合方法。皮肤伤口的缝合宜选用三角针，软组织的缝合一般选用圆针。粗丝线可耐受较大的张力并避免脆性组织的割裂，细丝线可减少组织反应，吸收缝线可在伤口愈合后被机体组织吸收而不留异物，无损伤针线用于血管吻合可避免在血管内壁形成血肿。内翻缝合一般用于胃肠和膀胱的缝合，既避免了黏膜外露所致的伤口不愈或瘘的形成，又可使伤口表面平滑，粘连较少。

3. 针距边距应均匀一致、整齐美观，过密和过稀均不利于伤口愈合。

4. 缝合线的结扎松紧度取决于缝合的对象。如血管缝扎的打结应稍紧一些，而皮肤切口的缝合结扎应以切口两侧边缘靠拢对合为准，缝线结扎张力过大时，即结扎太紧易致切口疼痛或局部血液循环障碍，组织肿胀、缺血坏死，切口感染化脓，愈合后遗留明显的缝线瘢痕；结扎过松则不利于切缘间产生纤维性粘连，影响切口愈合，甚至遗留间隙或死腔而形成积液，导致伤口感染或延迟愈合。

第五章　显微外科基本操作技术

第一节　显微外科的设备和器材

一、手术放大镜和手术显微镜

1. 手术放大镜：手术放大镜体积小，佩戴在头上，使用方便，价格便宜。放大倍数一般为 2~6 倍，适用于直径在 1mm 以上的血管和神经的手术。目前，临床上使用的手术放大镜有镜片式放大镜和望远镜式放大镜，其中以望远镜式放大镜最常用。手术放大镜的缺点：自身有一定重量，且靠移动术者的头部来调节焦距，长时间使用后，术者头颈部易疲劳；放大倍率小，视野较小，不适用于直径 1mm 以下的血管和神经的吻合。

2. 手术显微镜：手术显微镜是显微外科必不可少的设备，有助于医生对细小的组织结构进行手术修复。手术显微镜由光学系统、照明系统、支架及各种附加设备组成，放大倍率为 6~25 倍。放大后的影像呈正立体像，可产生空间位置感，便于进行手术操作，因此，必须有两个目镜从不同角度观察物体。根据同时参加手术的人数，手术显微镜又分为单人双目式显微镜和双人双目式显微镜等，其中单人双目式显微镜是手术显微镜中最基本的形式。在手术显微镜的使用过程中，应熟悉所选用的手术显微镜的性能和使用方法，并加强维护和保养，方能达到最佳视觉效果。

二、显微手术器械

显微手术器械是指适合于医生在显微镜下对组织进行细致的解剖、分离和清创修复的特殊精细工具。常用的显微手术器械有以下几种。

1. 显微组织镊：是显微外科手术中最常用的工具，作用为夹持、提起、分离组织，支撑开塌陷的血管壁，协助进针、接针与打结。镊子尖端有直型和 45°弯型，镊子柄有扁平型与圆柱型。

2. 显微剪刀有直型与弯型两种，均采用弹簧启闭装置，用于分离组织、游离血管、剪线和切割神经。

3. 显微持针器（钳）为圆柄、弹簧式持针钳，头部有弯直之分。持针器的主要用途是夹针、拔针与打结。持针器应夹在针的中、后 1/3 交界处。

4. 显微血管钳有直型与弯型两种，其主要作用为分离组织、钳夹、结扎小血管等。

5. 显微血管夹用于夹住小血管，阻断血流，固定血管，便于观察血管断端并进行吻合。理想的血管夹应既能阻断血流，不发生脱落，又不损伤血管内膜。

6. 冲洗针头为钝性针头，这些针头有不同的口径，针头末端平滑，伸入血管内，不致损伤血管内膜。针头有直、弯型两种。其作用为术中用肝素溶液冲洗吻合口或扩张血管。

显微手术器械在使用及存放时必须妥善保护。特别是器械头部，应套在塑料套管内或包埋在海绵等软质垫内存放，避免撞击损坏。

三、显微外科缝合针线

显微外科缝合针线为缝线一端连针的无损伤缝针。不同规格的显微外科缝合针线适用于缝合不同口径的血管（表2-5-1）。

表2-5-1　常用的显微外科缝合针线

| 规格 | 针 | | 线 | | | | 用途 |
	直径（mm）	长度（mm）	种类	直径（mm）	长度（m）	拉力（g）	
7/0	0.2	6	尼龙单丝	0.5	0.3	50	吻合口径>3mm 的动、静脉血管，神经
8/0	0.15	6	尼龙单丝	0.38	0.3	50	吻合口径 1~3mm 的血管
9/0	0.1	5	尼龙单丝	0.25	0.3	25	吻合口径 1~3mm 的血管
11/0	0.07	4	尼龙单丝	0.18	0.1	10	吻合口径<1mm 的血管、淋巴管

第二节　显微外科基本技术训练

显微外科指外科医生借助手术显微镜的放大作用，使用精细的显微手术器械及缝合材料，对细小的组织进行精细手术。它是一项专门的外科技术，现已广泛应用于手术学科的各个专业。

一、显微镜下手术的特点

在手术显微镜下做手术，组织被放大，不仅能看清术野中肉眼看不清的细小组织，而且还有立体感，因而有利于外科医生精确地解剖、游离、切开和缝合各种组织。但即使是肉眼观察下缝合血管，很有经验的外科医生若不经过专门训练，在刚开始做显微外科手术时仍会很不习惯，常出现手眼不协调，影响显微镜下的手术操作，因此，要熟练地在手术显微镜下做好手术，将需要经过一段时期的训练和适应过程。显微镜下手术的特点：①由于显微镜的视野小，手术器械和针线常超出视野范围而很难找到；②由于景深有限，略有上下移动，即可能出现术野模糊；③肉眼无法看见的抖动在显微镜下却很显著，细微的抖动会影响操作；④由于眼肌对不同焦距有一个调节过程，因此，眼睛离开目镜后再返回，将无法立即看清微细结构。

二、显微外科技术训练要求

针对手术显微镜下手术操作的特点，在显微外科技术训练的过程中，应按以下要求去做：

1. 先应将手术显微镜安放妥当，调整目镜与术者瞳孔之间的距离，消除复视，使术野的物像清晰，有立体感。

2. 训练手的动作要轻柔、稳健，动作幅度小，避免越出视野范围的抖动。要求对显微镜下看到的组织位置感觉准确，能够很快从视野外抵达视野内的手术部位。

3. 训练切开、缝合、打结、剪线能在同一个平面上进行，避免上下移动，出现视物模糊的现象。还要求在手术中能够适应多种放大倍数和景深。

4. 训练将前臂靠在手术台面上，通过拇指、示指和手腕的协调动作操作器械。

5. 训练眼睛不离目镜，在镜下练习切开、分离、缝合、打结等基本操作，并训练迅速定位，掌握多种器械的使用。做到眼不离目镜，双手能更换器械。

6. 训练眼离开和返回目镜时，眼肌有迅速调节的能力。

7. 训练术者与助手之间的配合，两人均应经过显微外科技术的训练，了解显微镜下操作的特点，明确手术的全过程，熟悉手术操作的顺序和方法。

8. 显微外科技术训练要求达到高度微创、高度精细和高度准确。

三、显微外科基本技术

显微外科基本技术有别于一般外科的基本技术。外科医生在进行显微外科小管道吻合时，一定要在显微外科基本技术方面有一个适应和再训练的过程。

1. 显微切开和分离技术：为使组织切开时损伤小、准确，一般使用 11 号刀片或 15 号刀片，使切开技术犹如微雕一样。显微组织分离以锐性分离为主，用尖头刀片或锐利剪刀分离。

2. 显微组织提持技术：使用尖头、无齿的显微镊子提持组织。显微外科小管道吻合时，只用镊子提持小管道的外膜，避免损伤内膜。

3. 显微组织的牵引显露技术：术野的显露，采用手外科小拉钩；血管、神经的牵开常采用薄的橡皮片牵引；血管吻合时多用小型自动撑开器显露术野。

4. 显微外科的结扎及止血：止血常应用双极电凝器。所吻合血管的分支的止血则以结扎为主。

5. 显微外科的清创技术：要求尽可能地清除坏死组织，创造具有良好血供的血管床和神经床。采用无损伤的清洗，减少感染。

四、显微血管缝合

显微血管吻合的方法有五种：缝合法、套管法、粘合法、机械吻合法及热凝吻合法，目前仍以缝合法较为常用。

1. 显微血管缝合的原则。

（1）微创技术：在显微血管缝合时，勿使锐器进入血管腔或用镊子夹持血管壁，以免损伤血管内膜，导致血栓形成。应不断用肝素普鲁卡因或肝素生理盐水滴于血管表面，保持血管湿润。

（2）彻底清创血管，使其成为正常的血管：在实验外科中，动物的血管都是正常的，但对于创伤导致的血管断裂，在缝合前必须将损伤的血管段彻底清创切除，使其达到正常状态为止。

（3）口径一致，张力适当：缝合的血管应尽量保持口径相似。当口径不一致且小于另一断端血管直径的 1/2 时，宜行端侧吻合。两断端血管靠拢缝合后张力要适当，张力过大容易引起吻合口漏血，而血管过长、张力过小，又可导致血管扭曲，影响血流。

（4）切除血管断端外膜：切除血管断端外膜，以免缝合时将其带入管腔，引起血栓形成。

（5）准确进针，针距、边距均匀：血管缝合的进针应一次性完成，切忌反复穿刺血管壁。缝合血管的针距和边距视血管直径与管壁厚度而定，一般针距为 0.3～0.5mm，边距为 0.2～0.4mm。

2. 显微血管缝合技术的具体操作又可分为对端缝合和端侧缝合两类。

（1）对端缝合

1）放置止血夹与背衬：止血夹的放置方向应与血管纵轴垂直，位置距断端 4～5mm。然后在血管深侧衬入一片约 1cm×1cm 的淡黄色或淡蓝色硅胶薄膜作为背衬。

2）外膜旁膜的修剪（图2-5-1）：用血管镊将血管外膜旁膜夹住牵向断侧，使外膜旁膜尽量拉出，用剪刀将过长的外膜旁膜剪去。一般应剥离吻合口周围血管外膜长 2～3mm。

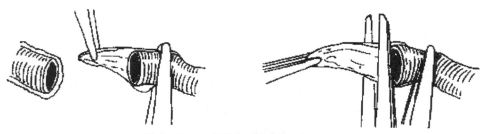

图 2-5-1 血管外膜旁膜的修剪方法

3）断口的冲洗与扩张：断端的血管腔若有血液或血块存在，可用肝素盐水（100ml 生理盐水内含 12.5mg 肝素）冲洗干净。若血管断端有痉挛，为便于自外膜进针，可用血管镊准确伸入血管腔做轻柔扩张。

4）进针的方法：进针的方向应与纵轴平行。针刺入时，除看准针距与边距外，应尽量使缝针与血管壁垂直。缝针一般先从右侧由外向管腔进针，经断口后自左侧管腔由内向外出针，同时用左手持血管镊进行反压（图2-5-2）。由外向内缝时，可用尖头镊伸向血管腔内进行反压，使缝针自镊头尖间出来。由内向外时，则用镊边反压或夹住外膜进行反压（图 2-5-3）。

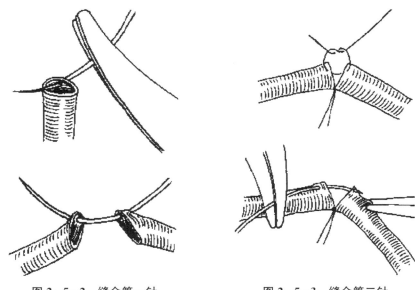

图 2-5-2 缝合第一针   图 2-5-3 缝合第二针

　　5）进针的顺序：二定点端端缝合法（即 180°缝合法），以缝合 6 针为例，操作方法：将两吻合的血管端端对合后，若将断口按钟面计算，在吻合口缘 12 点和 6 点处，用 9/0 至 11/0 的单丝尼龙无损伤缝针缝合第一针和第二针，分别打结，留有 10～15mm 的尼龙线作为牵引（图 2-5-2、图 2-5-3）；在血管前壁缘 2 点处缝合第三针（图 2-5-4），在 4 点处缝合第四针，然后牵引第二针牵引线使血管翻转 180°，让血管吻合口的后壁缘暴露，分别于后壁缘 8 点和 10 点处缝合第五针和第六针。至此血管缝合完毕。剪除牵引线，放松血管夹通血。血管对端缝合 6 针的顺序，按钟面描述如图 2-5-5 所示。

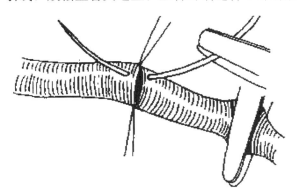

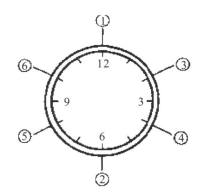

图 2-5-4 缝合第三针   图 2-5-5 血管对端缝台 6 针，
　　　　　　　　　　　　　　　　　　　　　　按钟面描述的顺序

　　若缝合 8 针时，第一、二针缝合同上法，第三针缝合在血管前壁缘 3 点处，第四针缝合在 1 点半处，第五针缝在 4 点半处。然后翻转血管 180°，于血管后壁缘 9 点处缝合第六针，于 7 点半处缝合第七针，最后于 10 点半处缝合第八针（图 2-5-6～图 2-5-

8)。这种等分的缝合方法使针距一致，减少渗漏与补针。

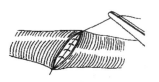
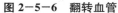

图2-5-6 翻转血管

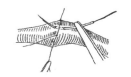

图2-5-7 缝合第五、六针

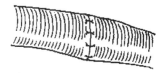

图2-5-8 缝合完毕，
去血管夹通血

（2）端侧缝合：端侧缝合与对端缝合相似，其不同之处在于血管壁的开孔。

1）血管壁的开孔（图2-5-9）：端侧吻合通常以供区血管的末端与受区血管的侧壁裂孔缝合。将供区血管端剪成45°斜面，受区血管侧壁剪成椭圆形裂孔，裂孔周径宜与缝合的血管断端口径相同。选定受区血管侧壁开孔部位后，先要剪除开孔部位血管外膜旁膜，用小镊子夹住开孔处血管壁轻轻提起，并依血管的纵轴方向剪去血管壁。

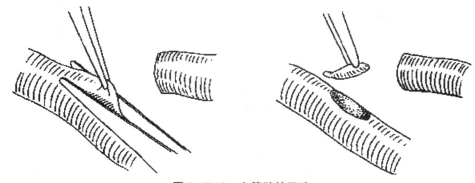

图2-5-9 血管壁的开孔

2）缝合顺序：先缝合血管最远心端与最近心端的两针，使吻合口对合后打结，暂不剪线以留作牵引。然后依次缝合前壁中间的一针（图2-5-10），再缝合上述三针间的两针（图2-5-11）。前壁缝合完毕后，将血管翻转，用血管镊轻轻提起血管壁，通过后壁自血管腔查看上述五针缝合的情况。然后续合后壁中间的一针，接着缝合邻近后壁中间一针的最后两针，血管端侧缝合完毕。

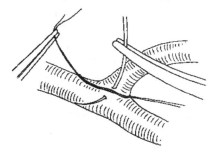

图2-5-10 牵引缝合完毕后，
缝合前壁第三针

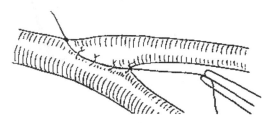

图2-5-11 血管前壁缝合完毕

如缝合部位较深，血管翻转有困难，缝合顺序应做相应调整。仍以缝合8针为例，一般可先缝合后壁中间的一针，以后依次缝合邻近第一针的两针、最近心端与最远心端的两针、前壁中间的一针，最后缝合邻近前壁中间一针的两针。

五、显微神经缝合

1. 神经缝合的原则。

（1）神经组织必须正常：在动物实验或复合组织移植时切断的神经，其断端往往是正常的；而创伤性神经断端，则必须将损伤的神经束或神经瘤彻底切除，直至能清楚看到断端的神经束，才能进行缝合。

（2）避免扭转：在神经缝合时，如果发生扭转，即有可能将运动纤维神经束与感觉纤维神经束交叉缝合而使功能不能恢复。因此，需在手术显微镜下按营养血管的位置、神经束的形状与排列准确判明方向后进行缝合。

（3）无张力缝合：无张力缝合可保证神经外膜或束膜缝合后神经束不回缩，有利于神经纤维再生。

（4）保证局部血供：分离显微神经时要尽可能避免损伤神经血管，保证神经缝合处周围组织血供接近正常。

2. 显微神经缝合技术：显微神经缝合有神经外膜缝合法和神经束膜缝合法。

（1）神经外膜缝合法（图 2-5-12）。

1）用锋利刀片切断神经或逐渐切除断端的神经瘤，直至断面呈现正常神经束为止。

2）用 9/0 单丝尼龙针线，在神经断端两侧各缝一针牵引线，使神经两断端对接准确，避免扭转。

3）在两牵引线之间，每隔 1mm 左右缝合一针，只缝合疏松的神经外膜，勿缝到神经组织。

4）缝合一侧后，利用牵引线，将神经翻转 180°，依上法缝合另一侧；打结勿过紧，以使神经束不外露，外膜不内翻为准。

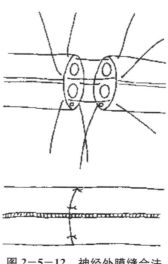

图 2-5-12　神经外膜缝合法

（2）神经束膜缝合法（图2-5-13）。

1）用锋利刀片切断神经或逐渐切除断端的神经瘤，直至断面出现正常神经束为止。

2）在显微镜下检查神经束在断面上的分布及束组分布情况。

3）剪去两神经断端5mm范围内的外膜，以使神经束外露。

4）搭配好位于两神经断端上的神经束和束组。

5）每根神经束需缝合1或2针，神经束组需缝合2或3针，由深而浅，依次缝合。

6）用9/0单丝尼龙针线缝合，从一侧束膜外进针，从神经束膜下方出针，拔针拉线与缝合血管相同。继之，在另一侧将针从束膜内穿进，穿出束膜外，拔针拉线后，慢慢将两神经束的断端靠拢后打结。

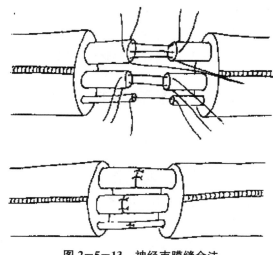

图2-5-13 神经束膜缝合法

六、游离皮瓣移植

皮瓣移植是指具有血液供应的带蒂皮肤及其皮下组织的移植，用于软组织缺损的修复、缺失器官的再造以及矫正外表畸形。皮瓣移植以其移植方法可分为带蒂移植及游离移植两种，分别称为带蒂皮瓣移植、游离皮瓣移植。

带蒂皮瓣移植是指皮瓣移植过程中有蒂部与身体相连，由蒂部提供血液供应，数周后由于皮瓣与周围皮肤边缘建立了血液循环，因此可以将皮瓣的蒂部切除。这种传统的方法安全可靠，应用范围很广，但手术需分期完成，而且由于体位在断蒂之前是强制性的，因此将给患者带来痛苦和不便。

游离皮瓣移植是将轴型皮瓣（皮瓣内含有与皮瓣纵轴平行的轴心动、静脉）游离移植，其轴心动、静脉分别与受皮区相应的血管进行吻合，使离体中断血供的皮瓣重新恢复血液循环。由于皮瓣的血管直径在2mm左右，需采用显微外科血管吻合技术，进行精密、微创的血管吻合。

1. 显微外科游离皮瓣移植与传统的带蒂皮瓣移植相比，有以下优点：

（1）避免了带蒂皮瓣移植的多次手术，减少了患者的痛苦，缩短了疗程，降低了医疗费用。

（2）避免了带蒂皮瓣移植时痛苦的固定姿势及其并发症。

（3）由于皮瓣有充足的血供，更适合于修复血供较差的受皮区和覆盖关节部位的皮肤缺损。

（4）开创了许多器官再造的方法。

（5）在急性外伤或其他情况时，可用于覆盖骨组织、肌腱和神经外露的创面。

2. 游离皮瓣移植的原则。

（1）无菌技术：在进行皮瓣移植时，移植皮瓣的血供被暂时中断或阻滞，组织对感染的抵抗力降低，因而无菌手术操作就特别重要。使用抗生素可预防和控制感染，但并不能代替无菌技术。

（2）微创技术：即在手术过程中，对每一具体手术操作，尽量避免造成不必要的创伤，使手术创伤减至最低限度。尽量避免对组织进行挤压、钳夹、扭转，每一个动作都要准确、迅速和熟练。应小心保护创面，彻底止血，防止术后血肿形成。

（3）严格的显微外科技术：在进行游离皮瓣移植时，显微血管的缝合将直接影响到移植皮辨血供的恢复和移植效果，因此为保证移植皮瓣的成活，要求术者需经过严格的显微外科操作训练，并能严格按照显微血管缝合的原则和方法进行。

（4）严密的缝合和固定：为了减少缝合后瘢痕增生和实现良好的愈合，要求对各层组织做确切和严密的对合，缝合后不存在组织张力过大，创缘下无死腔和血肿，尤其要注意皮瓣与移植创面间的缝合固定，防止皮瓣下形成死腔、血肿，以及感染和组织坏死。适当的压力可防止创面渗血或渗液，有助于促进新生的毛细血管迅速长入皮瓣内，建立通畅的血液循环网。

（5）正确选择游离皮瓣移植的方法：显微外科游离皮瓣移植使过去无法修复的组织缺损能一次完成修复，而且开创了许多器官再造的方法，但此技术操作复杂、费时、创伤大，并且有 3%～5% 的失败率，一旦手术失败，将给患者造成新的痛苦和功能障碍，因此要严格掌握适应证。在可以使用带蒂皮瓣移植时，应尽可能避免使用游离皮瓣移植。

第三篇　外科动物实验

第一章 手术学常用的实验动物

医药院校的学生在进入临床实习前都要接受动物手术学的教学培训。其主要目的是使学生通过动物手术模拟人体手术的实习，建立无菌观念，掌握正确的手术基本操作方法，为日后从事临床工作或医学实验研究打下基础。因此，体形适中、结构合理、价格便宜、易于驯服的动物就成为学生实习的主要对象。了解实习常用动物的生理解剖和术前麻醉，对于学生顺利完成实习内容有很大的帮助。目前最常使用的实验动物有狗、家兔和猪，本章将分别予以简要介绍。

第一节 常用实验动物的应用解剖

一、狗

狗的腹壁结构与人基本相似，尤其适合于练习剖腹术。狗腹壁剃毛后可显示皮肤及脐部，切开表层为皮下组织。深层为腹膜。表层和深层之间为腹部肌肉，后者由腹外斜肌、腹内斜肌、腹横肌和腹直肌组成（图 3-1-1）。前三种肌肉形成腹腔的外侧壁，其腱膜分别会合于腹部正中的腹白线并形成腹直肌鞘的内鞘和外鞘，将腹直肌包被起来。腹外斜肌起自最后 8 或 9 根肋骨的外面和腰背筋膜，止于腹白线，其纤维向下后斜行。腹内斜肌起自髂结节和腰背筋膜，向前下呈扇形分布，止于后部的肋骨上。腹横肌的肌纤维呈横行分布，也止于腹白线。腹直肌位于腹壁的腹侧、胸骨和耻骨之间，沿腹白线两侧呈纵行排列，其肌束上有 5 条横腱划。狗胃与人胃的解剖相似，由贲门、胃底、胃体、胃窦和幽门组成。狗胃的容积较大，中等体型的狗胃容积可达 2.5L。左侧的贲门、胃底和胃体占去胃的大部分体积，呈圆形，右侧的幽门及胃窦较小，呈圆筒状。胃空虚时胃窦可收缩变细。胃大弯的长度约为胃小弯的 4 倍。因此，进行胃穿孔修补或胃肠吻合时宜在胃大弯侧操作。狗的肠管比其他动物的肠管短，为体长的 3～4 倍。小肠分为十二指肠、空肠和回肠，呈袢状盘曲，位于肝和胃的后方，肠壁厚度与人体肠管相似，适合于模拟人体肠道切开或吻合手术（图 3-1-2）。大肠管径与小肠相似，但肠壁上缺乏纵带或结肠袋。盲肠是回肠与升结肠交接部的标志，长 6～8cm，其尖端一般指向回肠末端的右后方，内径较粗，黏膜内含有许多孤立淋巴结。模拟人体阑尾切除术就是切除此段盲肠。狗的结肠分为升结肠、横结肠和降结肠（图 3-1-3）。

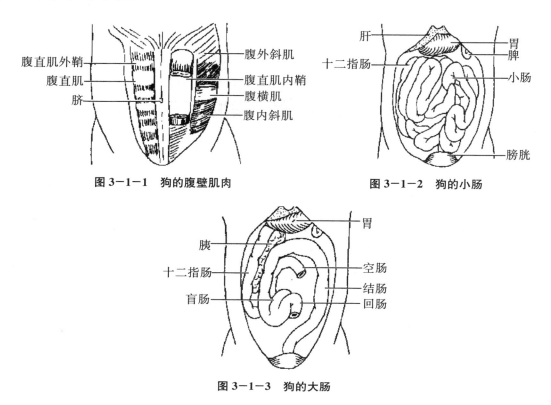

图 3-1-1　狗的腹壁肌肉

图 3-1-2　狗的小肠

图 3-1-3　狗的大肠

二、家兔

家兔体形较小、腹壁较薄，剖腹术时不宜用力过猛，以免切伤内脏。兔的腹壁肌肉主要由三层膜肌构成，在膜壁正中线有来自两侧腹肌的腱膜彼此融合形成的腹白线。腹外斜肌位于膜壁的最外层，膜横肌位于腹壁的最深层，腹直肌是一对带状沿腹白线两侧纵行排列的肌肉，在其肌束上有 6～8 个横键划，起自胸骨外侧，止于耻骨的前缘。家兔的胃为单室胃，胃底较大，形状犹如一个大的马蹄形囊袋，横卧于腹腔的前部。胃的入口处向左方扩大并向前方稍稍突起，形成一个大的圆顶，即胃弯，而胃的出口处较狭长。胃的贲门入口处和幽门出口处彼此靠近，使胃小弯弧径短而胃大弯的弧径长。在胃小弯处的贲门与幽门之间有一垂向胃腔的镰刀状皱褶，由粗大的肌层组成，为胃底部和幽门部分界的标志。兔胃内壁有发达的胃黏膜，而外表附着的大网膜并不发达。胃壁可以练习切开及两层吻合法。家兔的肠管较长，可达体长的 11 倍之多。十二指肠为肠管的起始部，长约 60cm，管腔粗大，呈鲜艳的粉红色。空肠是肠管中最长的一段，可达 2～3m。回肠较短，也没有盘曲。家兔的盲肠较发达，长约 60cm，且粗大呈袋状，占整个腹腔的 1/3 以上，管腔内面分布着螺旋状突起的皱襞，将盲肠腔分成许多囊袋，从外表看来，盲肠被分成了许多节段。在盲肠末端有长约 10cm、管径变细而无分节的弯曲蚓突，类似人体的阑尾，管壁较厚，部分切除时可以做荷包缝合。回肠与盲肠相连处膨大形成一厚壁的圆囊，为家兔所独有。家兔的结肠形态特殊，管径逐渐缩小，在结肠起始部的管壁上还可见到三条肌索带，沿结肠纵向移行，到了远端结肠仅可见一条肌索带（图3-1-4）。

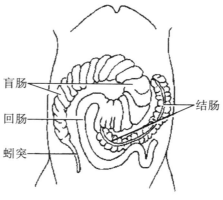

图 3-1-4　兔的肠管

三、猪

猪为杂食性动物，其消化系统与人类极为相似，因此常常选用适龄（6月龄左右）的小型猪做动物实验研究。一般来说，家养猪比较肥胖，皮下脂肪多，真皮层较厚，不宜用于实习时练习剖腹术。但是猪的某些离体器官可用于练习手术基本操作，如猪肠管适合于练习切开、缝合、吻合等操作。

第二节　动物的捕捉和固定

一、狗的捕捉和固定

外科实习使用的狗一般都是本地杂种狗，使用前很难将其驯服，常常需要借助一些工具将狗捕捉固定，以免工作人员被其咬伤。常用的捕捉工具为狗钳、狗嘴网套、狗颈套杆（图3-1-5）等。狗钳和狗颈套杆只能套住狗的颈部，可造成窒息，因此，应根据实验所用狗的大小，选用不同型号的捕捉工具。狗颈被套住后还应给狗戴上网套或捆扎狗嘴（图3-1-6）并固定狗的四肢。狗嘴网套套上后还要借助吊带绕至耳后打结固定。狗嘴的捆扎方法是先扎紧狗嘴，在其颌下打结，再将布带绕其耳后打结固定。

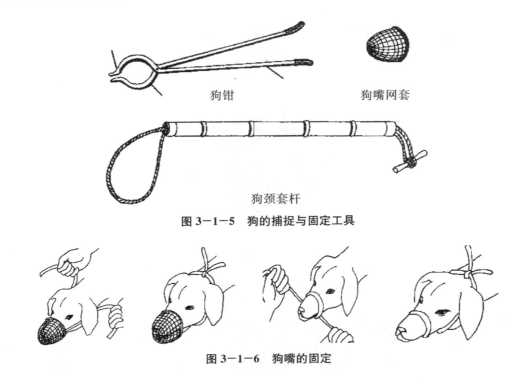

狗钳　　　　　　狗嘴网套

狗颈套杆

图 3-1-5　狗的捕捉与固定工具

图 3-1-6　狗嘴的固定

二、家兔的捕捉和固定

家兔性情温驯，容易捕捉，用手制服即可进行麻醉操作，但捕捉时亦应小心，以免造成兔的损伤或工作人员被其抓伤。捕捉时可在靠近家兔后，左手迅速抓住其颈项或背部皮肤向上提起前肢，右手托起其臀部及后肢，双手轻轻用力即可将兔托起。忌抓兔耳或使用暴力。将家兔轻放在手术台上，四肢套上布带，之后同时提取四条布带，使其仰卧在手术台上，布带分别固定于手术台的四个角上，即可进行麻醉诱导和手术。

第三节　动物麻醉

一般来说，在实习动物手术时每张手术台都应有一名同学在老师的指导下担任动物的麻醉工作。其工作的主要任务是了解实验要求、选择适当的麻醉方法、实施麻醉以及管理术中动物等，使动物手术得以顺利完成。

一、动物麻醉方法的选择

在进行动物手术时，必须选择适当的麻醉方法。在选择麻醉方法时应根据实验要求、动物的种属特性及客观条件选择安全、有效、简便、经济又便于管理的方法。由于动物不易配合手术，所以实际操作中常常选择动物全身麻醉，包括吸入麻醉、静脉麻醉、腹腔或肌内注射麻醉等。偶有手术选择局部麻醉、复合麻醉或气管插管全麻。

二、几种注射用全麻药物

1. 注射用麻醉药：动物全麻药物指经静脉、腹腔或肌内注射而产生全身麻醉的药物。这类药品种类繁多，使用方便，经济安全，应用最为广泛。

（1）巴比妥类：包括戊巴比妥钠、硫喷妥钠、苯巴比妥钠等。这类药物既可以单独静脉或腹腔注射，也可以与其他麻醉药物联合使用，以减轻药物在单独使用时的不良反应。

（2）水合氯醛：属镇静催眠药，可用于静脉注射麻醉，但应注意其抑制呼吸和心肌收缩等不良反应。与硫酸镁、戊巴比妥钠和酒精联合使用则可以明显减少不良反应，提高安全保障。

（3）化学纯酒精：静脉注射可以产生全身麻醉作用，但麻醉的效果较弱，达到使动物昏睡所需剂量大、时间长，而且从昏睡期进入全身麻痹期所需时间短，且不易控制，所以单独使用不甚安全，一般与其他麻醉药物合用。

2. 吸入麻醉药：指经气道吸入而产生全身麻醉作用的药物，包括乙醚、氟烷、安氟醚、异氟醚、氧化亚氮等，其中以乙醚最为常用。这是由于乙醚具有麻醉性能强、安全范围广、肌肉松弛效果好、使用方便和价格便宜等优点。需要注意的是，乙醚对动物呼吸和循环的抑制与麻醉深度有关，因此，在使用过程中一定要严密观察动物的呼吸和脉搏。

三、麻醉实施的具体操作

麻醉实施的具体操作包括准备、用药、观察与处理三个部分。

1. 麻醉前的准备：实验前动物禁食 12～24 小时，禁水 4～6 小时，以免手术时动物呕吐和误吸。如果用狗作为手术对象，那么在手术前还要将狗嘴捆绑。同时还要根据手术要求选择麻醉方法和准备手术器械、药品等。

2. 麻醉用药：麻醉前用药和麻醉实施用药。麻醉前用药是指在手术前 30 分钟以内适当使用抗胆碱类药物（如阿托品）及镇静镇痛药物（如安定、苯巴比妥、哌替啶等），可以减少呼吸道的分泌物和防止呕吐，使动物安静，以保证麻醉诱导的平稳和减少麻醉药物的用量。麻醉实施用药应根据具体选择的麻醉方法来决定。

（1）吸入麻醉：指麻醉剂经呼吸道进入机体后，导致可逆性全身痛觉和意识消失的状态。一般采用开放式吸入法，用一端蒙上 4～6 层医用纱布的圆筒或锥形铁丝网动物口罩作为麻醉面罩，套在动物的口鼻上，将乙醚缓慢地滴在纱布上进行麻醉，待动物不再挣扎，呼吸平稳即可开始手术。手术过程中可以间断滴加乙醚，以维持麻醉的深度，但必须避免麻醉过深而导致呼吸停止。

（2）静脉麻醉：通过狗后肢大隐静脉或家兔的耳缘静脉注入单一或复合静脉麻醉药物。联合使用具有协同作用的静脉麻醉药物可以减少各单种麻醉药物的用量，减轻不良反应，提高安全性和麻醉效果。可选择以下方案：1.5%～2.5%戊巴比妥钠溶液 25～30mg/kg；2%～2.5%硫喷妥钠 25mg/kg；75%医用酒精和 3%戊巴比妥钠按 2：1 配制的混合液 1.4ml/kg；20%水合氯醛 30ml、硫酸镁 30ml、5%戊巴比妥钠 30ml、95%乙醇 10ml 混合为 100ml，按 1ml/kg 体重静脉注射。

（3）腹腔麻醉：用非吸入性麻醉药物注入腹腔，经腹膜吸收而产生全身麻醉。其具有使用方便、呼吸抑制较静脉麻醉轻的优点。常用的药物有 3%～5%的戊巴比妥钠或硫喷妥钠，用量相当于静脉麻醉剂量。注射药物的部位是在动物的后腹部，腹股沟韧带中点前方两横指处。注射时应回抽，以避免注入肠腔或膀胱。

（4）肌内注射麻醉：操作更为简便，麻醉诱导时间长，安全性较大，所用药物种类、剂量与静脉麻醉相同，也是实习中常用的麻醉方法。

3. 麻醉的观察与处理：是指在动物麻醉诱导期至清醒之前对动物的呼吸、心率和体温的观测，在这些指标发生改变时做出相应的处理。例如：在动物出现呼吸抑制时，应立即停止使用麻醉药物，减浅麻醉并给予呼吸兴奋剂或辅助胸部挤压；术中动物心搏骤停时，应立即胸外心脏按压并给予肾上腺素等。

附：手术学实验麻醉记录

日期＿＿＿＿＿＿＿＿＿＿　　　班级＿＿＿＿＿＿＿＿＿＿　　　组别＿＿＿＿＿＿＿＿＿＿

狗之重量＿＿＿＿＿＿＿＿　　　性别＿＿＿＿＿＿＿＿　　　狗之号码＿＿＿＿＿＿＿＿

手术名称＿＿＿＿＿＿＿＿　　　手术者＿＿＿＿＿＿　助手＿＿＿＿　器械士＿＿＿＿＿＿

麻醉法＿＿＿＿＿＿＿＿　　　麻醉者＿＿＿＿＿＿　　　麻醉剂及总量＿＿＿＿＿＿＿

麻醉前给药＿＿＿＿＿＿＿＿　　　麻醉开始时间＿＿＿＿＿＿　　　麻醉终止时间＿＿＿＿＿

手术开始时间＿＿＿＿＿＿＿　　　手术停止时间＿＿＿＿＿

时间：

备　注	
体　位	
输　液	

麻醉效果评级：优、良、差、失败

备注附记	

92

　　麻醉报告的主要内容：麻醉前的准备；麻醉方法和操作步骤；麻醉过程中出现哪些变化，如何处理，反应怎样；是否出现麻醉意外，如何处理，结果怎样；小结本次实验的心得体会。

　　麻醉报告：

_____

_____

_____

_____

_____

_____

_____

_____

_____

_____

_____

　　　　　　　　　　　　　　　　　　　签名：

　　　　　　　　　　　　　　　　　　　日期：

第二章 狗后肢静脉切开置管术

一、操作步骤

1. 术前难备。

（1）手术动物当日禁食，捕捉、绑缚、称重。检查后肢静脉有无异常。

（2）清点手术器械，检查注射针头及输液导管是否通畅，用生理盐水冲洗输液导管内外的消毒液，将细导管前端剪成斜面备置管用，后端与输液导管及输液装置牢固连接并充满生理盐水。

（3）将动物绑扎固定于手术台上，剃除一侧后腿根部的毛，碘酒、酒精消毒或碘附消毒，铺无菌巾。

2. 切口选择及静脉显露。狗的后肢静脉较粗，尤其是后肢腹侧的静脉易于显露，因此是较为理想的静脉切开部位。在后肢根部的腹面扪及股动脉搏动，做一与其平行或垂直的皮肤切口，长约 3cm（图 3-2-1）。

3. 血管的分离。

（1）左手持有齿镊提起切口一侧的皮肤，右手用蚊式血管钳和组织剪钝锐结合，仔细分离皮下筋膜组织，即可显露股动、静脉，通常情况下股静脉位于股动脉的内侧。

（2）在股静脉两侧用蚊式血管钳钝性分离周围组织，遇汇入股静脉的分支静脉，则需结扎剪断，以保持单根主血管的通畅。

（3）用蚊式血管钳尖经血管后方轻轻插入，同时沿静脉纵轴游离出长 1.5~2cm 的一段静脉血管。

4. 血管带线：经静脉后方引出两条 1 号丝线，使两条带线相距 1.5cm（图 3-2-2）。

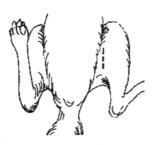 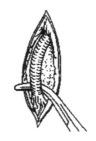

图 3-2-1 切口　　　　　图 3-2-2 静脉带线

5. 血管结扎与牵引：将静脉远心端带线结扎阻断静脉回流，暂不剪线以作牵引用。

94

近心端带线暂不结扎，轻轻牵引以阻止血液倒流。

6. 静脉切开置管。

（1）助手牵拉近心端丝线，术者左手牵拉远心端丝线，右手持眼科剪在两根牵引线之间的静脉前壁横行剪开一"V"形小口，小口横径约为静脉周径的 1/3（图 3-2-3）。

（2）助手用眼科镊提起静脉小口的近心端血管前壁，术者将细导管斜面朝向静脉后壁，对准静脉小切口，将细导管插入静脉管腔内（图 3-2-4）。确认进入血管后，可放松近心端牵引线，将细导管再继续向前插入 5~6cm。

7. 导管的留置固定：开放输液器，确定输入管道通畅后，结扎近心端牵引丝线以固定置入静脉内的导管。距线结 0.2~0.3cm 剪除两端的牵引线。

8. 碘酒和酒精（或碘附）消毒皮肤切口，用 1 号丝线间断缝合皮下组织和皮肤，利用皮肤缝线再绕细导管结扎加强固定，伤口无菌包扎。用胶布将输液管固定在肢体上。

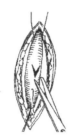 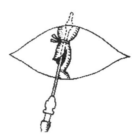

图 3-2-3　静脉剪开　　　　图 3-2-4　静脉置管

二、注意事项

1. 导管的前端斜面不可太尖，以免穿破血管壁。

2. 导管插入静脉后应立即开放输液通道，以防血液倒流或血栓形成，堵塞输液导管。

3. 导管切勿插入静脉壁的夹层中。

4. 插入导管时一定要避免将空气带入血管内，以防空气栓塞。

5. 导管的保留方法：导管有时需要保留，便于以后输液。有两种方法可以保持输液管道的畅通。一种方法是将全天的输液量统筹安排，维持 24 小时缓慢滴注；或是将大部分液体正常滴注，留少部分液体缓慢滴注，以维持管道通畅。二是在较长时间不输液的情况下，用低浓度的肝素盐水充满输液导管内，防止血液凝固。若无禁忌，可以不定期地向管道内注入少量肝素盐水，保持管道通畅。

6. 术后仔细检查输液是否通畅，插管局部是否有液体漏出或水肿。拔管时只需剪断皮肤上的固定缝线，轻轻抽出输液导管，局部加压包扎，以防出血。输液过程中一旦发生静脉炎或液体外溢，应立即拔管。

附　手术学实验记录

日期_____　　　　班级_____　　　　组别_____

狗之重量_____　　　　性别_____　　　　狗之号码_____

手术名称_____

手术者_____　　　　助手_____　　　　器械士_____

麻醉法_____　　　　麻醉者_____　　　　术中输液_____毫升

麻醉前给药_____　　　　麻醉开始时间_____　　　　麻醉终止时间_____

手术开始时间_____　　　手术停止时间_____

手术经过：

_____

_____

_____

_____

_____

_____

_____

_____

_____

签名：

日期：

　　手术记录要点：体位、消毒方法及范围、铺盖无菌巾单；皮肤切口，包括切口部位、方向及长度；切开层次及方法；探查病变部位及周围情况的经过及所见；病变部位的操作过程、施行手术的方式方法；按层缝合的方法及所用材料、放置引流的种类及数目；手术过程的总结，如术中变化，术中用药，输液、输血量，麻醉效果等，手术终止时的情况；本次手术的优缺点及总结。

第三章 动物清创缝合术

一、动物创伤模型的制作

1. 动物全身麻醉成功后，取仰卧位，将其绑扎固定于手术台上。

2. 于大腿内侧做一纵行长约 6cm 的不规则伤口，深达肌层，并以沙粒、煤炭渣涂抹于伤口内，造成伤口污染。

二、操作步骤

1. 清洗。

（1）皮肤的清洗：第一助手先用无菌纱布覆盖伤口，脱去伤口周围的皮肤和毛发，更换覆盖伤口的无菌纱布，戴无菌手套，用无菌软毛刷及肥皂液刷洗伤口周围皮肤 2～3 次（图 3-3-1），每次均用无菌生理盐水冲洗。更换覆盖伤口的无菌纱布，注意勿让冲洗液流入伤口，加重伤口污染。

（2）伤口的清洗：揭去覆盖伤口的纱布，用无菌生理盐水冲洗伤口，并用无菌棉球轻轻擦去伤口内的煤炭渣及沙粒。分别用 3% 的过氧化氢溶液或 1‰ 新洁尔灭溶液浸泡伤口 3 分钟，以无菌生理盐水冲洗 2 或 3 次。擦干皮肤，用碘酒、酒精在伤口周围消毒后，铺无菌巾保护术野。

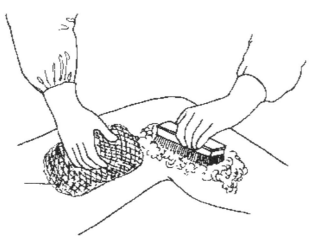

图 3-3-1 刷洗伤口周围的皮肤

2. 清创。

（1）皮肤的清创：沿伤口边缘将不整齐、污染的皮肤呈条状切除 1~2mm，并彻底清除污染、失去血供的皮下组织（图 3-3-2）。

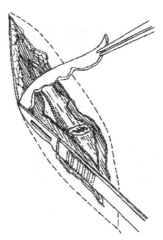

图 3-3-2　皮肤的修整

（2）清理伤口：由表及里彻底清除伤口内异物、血肿以及失去活力、污染的组织如筋膜、肌肉等（图 3-3-3）；仔细探查有无重要的神经、血管、骨损伤，彻底止血。污染的骨折端的处理如图 3-3-4 所示。为处理伤口深部，可适当扩大伤口。

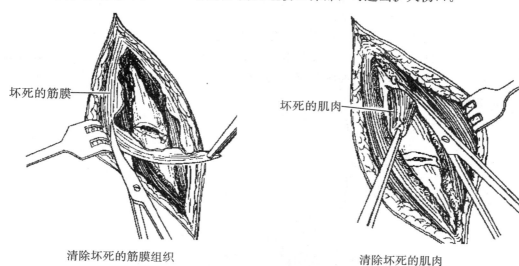

坏死的筋膜

坏死的肌肉

清除坏死的筋膜组织　　　　　　清除坏死的肌肉

图 3-3-3　清除坏死的筋膜组织和肌肉

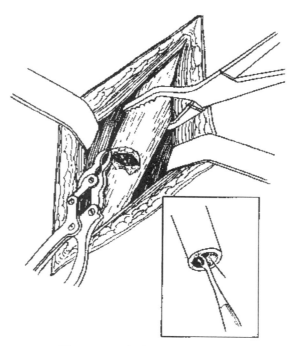

图 3-3-4　污染的骨折端的处理

（3）再次冲洗：经彻底清创后，用1‰新洁尔灭溶液浸泡伤口 3～5 分钟，以无菌生理盐水冲洗伤口 2～3 次，更换手术器械及手套，伤口周围重新消毒，再铺一层无菌巾。

3. 伤口的缝合。

（1）结扎或缝扎活动性出血点。

（2）1 号丝线间断缝合深筋膜、皮下组织及皮肤，勿留死腔，闭合伤口。

（3）伤口用无菌纱布覆盖并固定。

三、注意事项

1. 严格遵守无菌操作原则，重视外科基本操作技术，彻底清洗伤口周围皮肤，清除污垢及异物。

2. 由浅入深，仔细审查，认真操作，识别组织活力及血供，彻底清除伤口内血肿、异物及失去活力的组织，尽可能保留重要的血管、神经等组织。

3. 合并神经、血管损伤者应予以妥善修复。

4. 严密止血，逐层缝合，避免残留死腔。

5. 污染严重的伤口应在低位放置橡皮片引流。

第四章　离体猪肠端-端吻合术

一、操作步骤

1. 熟悉肠壁的组成：黏膜层、黏膜下层、平滑肌层、浆膜层。确认肠壁的系膜缘和对系膜缘。

2. 用两把肠钳同向夹持一段长 15～20cm 的离体肠管，两把肠钳间的距离为 6～8cm，于肠钳之间的肠管中点用直剪剪断肠管，助手扶肠钳，将分开的两段肠管原位靠拢对齐，即系膜缘对系膜缘，勿使肠管扭转。肠管的吻合有多种缝合方式。不同的缝合方式的区别主要在于缝合的层次不同，但是缝合的共同要求是吻合处肠壁应保持内翻，浆膜与浆膜对合，防止肠壁黏膜外翻而影响吻合口的愈合。以下将介绍常用的两层缝合法：全层间断内翻缝合加上浆肌层间断内翻缝合。

3. 缝合牵引线（图 3-4-1）：分别在两段肠管的系膜缘和对系膜缘、距断端约 0.5cm 处，用 1 号丝线穿过两肠壁的浆肌层对合缝合一针支持线，打结固定两段肠管，用于定位和牵引。

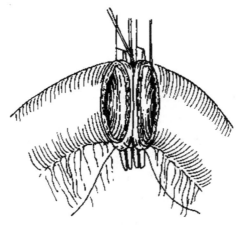

图 3-4-1　缝合牵引线

4. 后壁全层间断内翻缝合（图 3-4-2）：由肠腔的一侧开始，用缝合针从一侧肠壁的黏膜层穿入，浆肌层穿出，再从对侧肠壁的浆肌层穿入，黏膜层穿出，结扎缝合线，线结打在肠腔内面，同样的方法缝完后壁，缝针的边距和针距以 0.3cm 为宜。后壁的缝合也可采用单纯连续全层缝合（图 3-4-3），缝针先穿过两断端肠管的全层，结扎一次，然后连续缝完后壁，再结扎线尾，此法缝针的边距和针距均为 0.2～0.3cm。或者采用连续锁边式缝合（图 3－4－4），缝针开始与结束的方法与单纯连续缝合法相同，其余的每一针均从前一针的线襻内穿出。

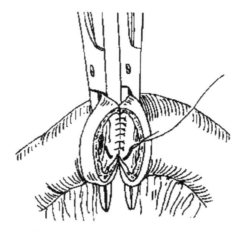

图 3－4－2　后壁全层间断内翻缝合

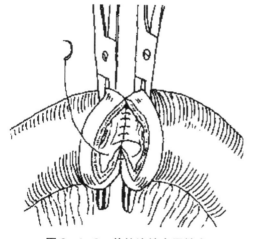

图 3－4－3　单纯连续全层缝合

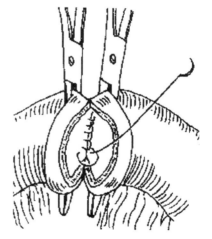

图 3－4－4　连续锁边式缝合

　　5. 前壁全层间断内翻缝合（图 3－4－5）：缝针由一侧肠壁的黏膜穿入，浆膜穿出，再从对侧肠壁的浆膜穿入，黏膜穿出，缝合线打结于肠腔内。浆膜进、出针点距离肠管切缘约 0.3cm，黏膜面的进、出针点应稍靠近切缘，使浆膜多缝，黏膜少缝，以便黏膜面对拢而浆膜面内翻，有利于吻合口的愈合。同样方法缝合第二针，针距以 0.3cm 为宜，结扎第二针缝线之前剪去上一针缝线。结扎时助手还要配合将肠壁的边缘内翻，使之翻入肠腔而达到肠壁边缘内翻的目的。其他较常用的前壁缝合方法为全层连续缝合或全层连续水平褥式内翻缝合（Connell）。

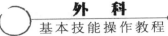
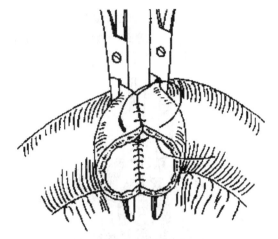

图 3-4-5 前壁全层间断内翻缝合

6. 前、后壁浆肌层间断内翻缝合：完成前、后壁全层缝合以后松开肠钳。做前壁浆肌层缝合，较常采用的是间断垂直褥式内翻缝合法（Lembert）。缝针距第一层缝线外缘 0.5cm 处刺入，经黏膜下层潜行，距第一层缝线外缘约 0.2cm 处穿出，然后至对侧距第一层缝线外缘约 0.2cm 处刺入，经黏膜下层潜行，距第一层缝线外缘 0.5cm 处穿出，结扎缝线，肠壁浆肌层自然对合内翻。继续缝合下一针，针距 0.3~0.4cm。前壁缝合完毕后，将肠管翻面使后壁朝上，以同样方法缝合后壁。浆肌层缝合还可采用间断水平褥式内翻缝合（Hasted）或连续水平褥式内翻缝合。

此外，肠管的吻合也可先缝合吻合口后壁浆肌层，继而做后壁全层的内翻缝合，然后完成前壁全层的内翻缝合，最后做吻合口前壁的浆肌层缝合。

7. 检查吻合口（图 3-4-6）：用手轻轻挤压两端肠管，观察吻合口有无渗漏，如有渗漏可加缝补针。用拇指和示指轻轻对指挤捏吻合口，检查吻合口是否畅通及其直径的大小，以能够通过拇指末节为宜。

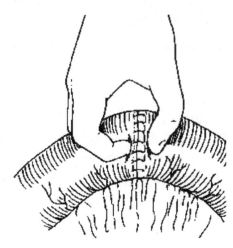

图 3-4-6 检查吻合口

二、注意事项

1. 肠吻合前要检查肠管的走向，防止肠管在扭转的情况下吻合。

2. 浆肌层缝合必须包含黏膜下层，因为大部分肠管张力均位于此处，但进针不能过深，以免缝合针穿透肠壁。

3. 不同的肠吻合方法均要求做到吻合处肠壁内翻和浆膜对合。当内翻缝合拉紧缝合线时，应将黏膜准确地翻入肠腔内，否则黏膜外翻将影响吻合口的愈合。应使浆膜面对合准确，吻合的肠壁间不应有脂肪或其他组织。

第五章　狗胃肠穿孔修补术

一、操作步骤（实验动物可用家兔代替）

1. 狗胃穿孔模型制作及胃穿孔修补术。

（1）麻醉：钳夹、绑缚狗后，采用腹腔麻醉或吸入麻醉。麻醉成功后，将狗仰卧固定于手术台上，腹部脱毛、消毒、铺巾。

（2）开腹：取前腹正中切口，逐层切开皮肤、皮下组织、腹白线和腹膜。

（3）制作胃穿孔模型：用甲状腺拉钩向两侧牵开腹壁，显露狗的前腹腔器官，找到狗胃，提起胃体前壁，用等渗盐水纱布保护周围组织，以防切开胃壁时胃内容物流入腹腔造成污染。在胃体前壁中央"无血管区"用尖刀反挑式切开一直径约 1.0cm 的小口，深达胃腔，常可见胃内容物流出。

（4）清理腹腔：吸净或用纱布拭净胃腔内及污染腹腔的胃内容物。检查胃穿孔处有无活动性出血，若有活动性出血可用 1 号丝线结扎或缝扎。

（5）穿孔修补：用 4 号或 1 号丝线距穿孔边缘约 0.5cm 全层间断缝合穿孔，缝线方向与胃纵轴平行，针距 0.3～0.5cm，轻柔结扎。有时可取邻近大网膜组织覆盖于穿孔，再用上述修补缝线打结固定（图 3-5-1）。

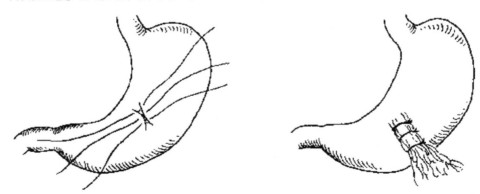

图 3-5-1　狗胃穿孔修补术

（6）将胃放回其原来的位置，检查清点器械、敷料无误，用 4 号丝线逐层缝合腹壁组织，关闭腹部切口。

2. 狗小肠穿孔模型制作及穿孔修补术。

（1）麻醉成功后，常规放置、固定实验动物，术野剃毛、消毒、铺巾。

（2）取前腹正中切口，按剖腹步骤逐层切开腹壁。

（3）提出一段长约 10cm 的小肠袢，周围以等渗盐水纱布保护，用两把肠钳夹住一段肠管，在小肠对系膜缘用尖刀切开一直径约 1.0cm 的小口，深达肠腔，制成小肠穿孔模型。

（4）沿肠纵轴方向，用 1 号或 4 号丝线间断内翻缝合穿孔处全层肠壁，针间距 0.3～0.5cm。撤除肠钳，用 1 号丝线沿肠纵轴方向间断垂直褥式内翻缝合穿孔部浆肌层（图 3-5-2）。

（5）撤除肠管周围生理盐水纱布，将肠管放回腹腔，清点器械、敷料无误，逐层缝合，关闭腹部切口。

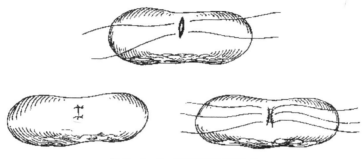

图 3-5-2 狗肠穿孔修补术

二、注意事项

1. 全层缝合胃或肠壁时应注意勿缝及穿孔对侧的胃或肠壁，以免导致术后梗阻。

2. 小肠穿孔修补时，缝线方向应与肠纵轴的方向平行，否则易引起肠腔狭窄。

3. 胃穿孔修补使用大网膜覆盖穿孔时，不应影响大网膜的血液循环，以免引起大网膜坏死。

第六章　狗小肠部分切除、肠端－端吻合术

一、操作步骤

1. 麻醉成功后，将狗（也可用家兔或小型猪来代替）仰卧位固定于手术台上，消毒、铺无菌巾。

2. 开腹：做右（或左）中腹部经腹直肌或正中切口。

3. 肠切除。

（1）开腹后，观察腹内小肠，将一段小肠袢提出切口外，周围用盐水纱布垫将小肠袢与腹壁隔开。在近系膜缘处结扎4或5条肠系膜血管，用以制作肠坏死模型。

（2）展开肠袢，观察病变范围及系膜血管分布情况，确定肠管的切除范围。在预定的切除部位，按血供方向，先将一面的系膜做"V"形切开，接着按同一切开面剪开另一面的系膜，此时应注意避免损伤血管（图3－6－1）。然后分离所遇的系膜血管，用两把弯血管钳夹住，在钳间剪断此血管，用4号丝线结扎血管两断端，再于近心端结扎线外侧用1号丝线做贯穿缝合结扎。最后切断小肠系膜。

（3）在拟切除肠管两端（离色泽变暗的肠管3~5cm处），各以一把Kocher钳自小肠对系膜缘斜行指向系膜缘，使钳与小肠的横轴约成30°角，且钳尾偏向保留段肠管（图3－6－2）。这样不仅可使吻合口径增大，更重要的是可以保证肠管断端的血液供应。再将两端紧贴保留段肠管的肠系膜，各分离约0.5cm。然后在距Kocher钳3~5cm的健侧小肠处各用一把肠钳钳夹肠管。肠管不宜夹得太紧，以刚好阻止肠内容物通过和肠管切缘无出血为度。在肠钳与Kocher钳之间的肠管后方垫干纱布，紧贴两端的Kocher钳的健侧切断肠管，移除病变肠管及衬垫纱布。吸净断端肠管的内容物后，用0.5%碘附棉球擦拭消毒肠管内腔。

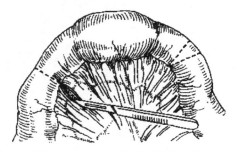

图3－6－1　"V"形切开肠系膜

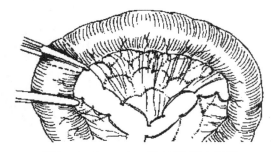

图3－6－2　Kocher钳30°角钳夹肠管

4. 肠端-端吻合。

（1）将小肠两断端靠拢，注意使两肠腔对齐，勿发生扭转，周围以盐水纱布垫隔开。然后在距肠管断端约 0.5cm 处的系膜及对系膜缘，用 1 号丝线各做一针浆肌层结节缝合，用止血钳夹住这两针缝合线用于定位和牵引。再用 1 号丝线间断全层缝合吻合口的前、后壁。

（2）肠管前、后壁全部缝合之后，撤去肠钳，更换吻合时用过的纱布、器械，用生理盐水冲洗手套，并用碘附棉球擦干。然后在距离全层缝合线约 0.3cm 处用 1 号丝线做吻合口前、后壁的浆肌层间断缝合。缝合结扎后应将全层缝合线完全覆盖。

（3）用 1 号丝线间断缝合肠系膜切缘，关闭裂孔（图 3-6-3）。

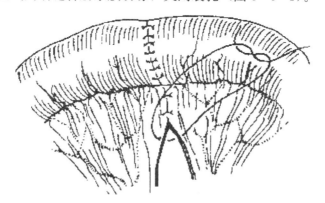

图 3-6-3　缝合肠系膜裂孔

（4）用手轻轻挤压两端肠管，观察吻合口有无渗漏，必要时可补针。然后用拇指、示指尖对合检查吻合口是否通畅。

5. 检查肠管及腹腔内无出血后，将肠袢按自然顺序还纳腹腔。

6. 清点手术器械无误后，逐层关闭手术切口，结束手术。

二、注意事项

1. 应保证吻合口处无张力，吻合肠段的肠袢应游离足够的长度。

2. 应保证吻合口有良好的血液供给，可清晰看到血管分支供应吻合口；肠管在无肠钳夹闭的情况下，肠管断端切缘应有活动性出血；手指应可扪及肠管断端系膜的动脉搏动；肠管断端处的肠系膜不可分离过多，一般距断端 1.0cm 以内，否则易影响吻合口的血液供应。

3. 吻合口处的缝合过稀或打结太松，可直接导致吻合口漏的发生；缝合针距太小、太密或打结太紧，将影响吻合口的血液供应，导致吻合口不愈合，也将导致吻合口漏的发生。

4. 肠壁边缘内翻不宜过多，以防止造成吻合口狭窄。

5. 关闭肠系膜裂孔时，留孔不宜过大，否则容易发生内疝。缝针不宜过深，以免结扎或刺破系膜血管，形成血肿。

6. 术中应注意无菌操作，做好隔离：应用无菌巾及盐水纱布垫保护术野；切开肠管前要用干纱布保护；切开肠管后应及时用吸引器吸净肠内容物；擦拭断端黏膜的棉球不得任意放置，以免污染或遗漏于腹腔；肠吻合完毕后，应更换所用的器械，用碘附棉球擦洗手套后再进行其他操作。

第七章 狗盲肠（兔蚓突）切除术

一、操作步骤（以狗盲肠切除为例）

1. 在腹腔麻醉成功后，将动物仰卧平放并绑缚在手术台上，剃去腹部的毛。用 2.5％碘酊和 75％酒精常规消毒，铺无菌巾，用布巾钳固定，加盖孔巾和剖腹巾。

2. 取右上腹经腹直肌切口，切开皮肤、皮下组织长约 10cm，显露腹直肌外鞘，出血点用血管钳钳夹和 1 号丝线结扎止血。切口两侧垫好消毒巾并用布巾钳固定，避免皮肤毛囊的细菌污染切口。在腹直肌外鞘做一个小切口，用中号血管钳将其与腹直肌分离，并用剪刀向上、下延伸剪开，使之与皮肤切口等长（图 3-7-1）。若选用家兔为实习动物，则开腹较为简单，皮下出血也较少，可以用手术刀一直切至腹膜层。

3. 沿腹直肌的肌纤维方向用刀柄将其分开，出血点逐一结扎。暴露腹直肌内鞘及腹膜。

4. 用两把血管钳沿横轴线对向交替钳夹，提起内鞘和腹膜，检查确定没有内脏被钳夹后，用手术刀切开一小口（图 3-7-2），术者和第一助手各持一把弯血管钳夹持对侧腹膜切口边缘，将其提起，用组织剪纵向剪开腹膜。剪开腹膜时，可用长镊子或左手示指和中指插入腹腔，沿切口平行方向将内脏向深面推挤，以免在用剪刀于镊臂之间或指间剪开时损伤内脏（图 3-7-3）。

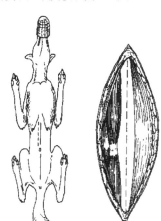
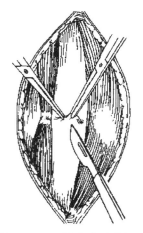
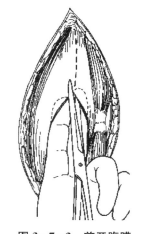

图 3-7-1 腹直肌分离切口　　图 3-7-2 钳夹腹膜并切开　　图 3-7-3 剪开腹膜

5. 护皮：术者左手托着护皮巾伸入腹腔，手背下压内脏，使护皮巾边缘靠近对侧切缘，右手用有齿镊提起腹膜及内鞘，助手左手持有齿镊夹持护皮巾边缘并使之靠近腹膜和内鞘，右手用腹膜钳将护皮巾边缘固定于腹膜和内鞘上，助手与术者交换动作，同法完成另一侧的护皮，以避免腹腔内的液体污染皮下组织，导致切口感染。

6. 显露盲肠：打开腹腔后用腹腔拉钩将右侧腹壁切缘拉向右侧，显露右上腹寻找盲肠（狗盲肠类似于人体阑尾）。盲肠位于右上腹偏中，在肋与脊柱之间，十二指肠和胰腺右支的腹侧，回肠与结肠的交界处，长约 15cm，呈卷曲状，借系膜与回肠相连，其颈部变细，近端开口于结肠的起始部，远端呈逐渐变尖的盲端。寻找盲肠的方法：将大网膜上翻并拉向左上方，在其基部的腹腔找寻盲肠。将右上腹最外侧紧靠侧壁的一段自头端向尾端走行的十二指肠提起，提到一定的程度时即可见到盲肠位于十二指肠环内胰腺右支的腹面。如果不能迅速找到十二指肠，则可顺着胃的幽门窦将十二指肠提出即可找到盲肠。

7. 分离、结扎盲肠的系膜和血管：找到盲肠后，用血管钳夹住盲肠系膜边缘，提起盲肠，拉出到腹腔外面，充分暴露整个盲肠及其周围的结构，周围用盐水纱布垫好保护组织，从盲肠系膜的远端开始用血管钳分次穿破、钳夹、切断和结扎系膜，在远侧血管钳的内方可用丝线贯穿缝扎（图 3-7-4），以控制出血。分离系膜时应尽量靠近盲肠，避免损伤回肠的血供，也可先在盲肠的基部分别分离盲肠的内、外侧动脉，各夹两把血管钳，离断缝扎，再将盲肠系膜的内外侧浆膜仔细剪开，这样就可以使盲肠与回肠之间的连接距离变宽，使分次分离结扎盲肠系膜较为方便。在做家兔蚓突切除时，因其蚓突系膜较为游离，所以提起蚓突后很容易逐一分离结扎系膜血管。

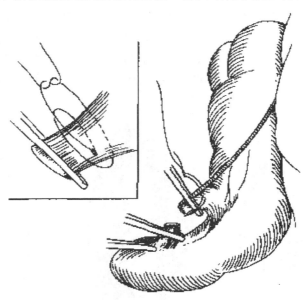

图 3-7-4 贯穿缝扎盲肠系膜

8. 结扎盲肠及荷包缝合：于盲肠根部先用直血管钳轻轻钳夹挤压，再用 7 号丝线在压痕处结扎，用蚊式血管钳夹住线结后剪去多余的线尾。在缚线近侧（0.5~1cm 处）用细丝线环绕盲肠做盲肠浆肌层的荷包缝合。做荷包缝合时缝针只穿透浆膜层和肌层，而不穿透肠腔，同时宜将荷包缝合在结肠上，使荷包一侧的边缘恰好位于结肠与回肠交界处，以防残端包埋后阻塞回肠通道。

9. 切除盲肠：盲肠周围用湿纱布垫好，以免切除盲肠时其内容物流入腹腔和涂擦石炭酸（苯酚）时溅到他处。在缚线远侧 0.3～0.5cm 处用有齿直血管钳或普通的直血管钳钳夹盲肠，紧贴直血管钳用手术刀切除盲肠。盲肠残端顺次用棉签蘸纯石炭酸、70%酒精和盐水涂擦消毒和破坏盲肠残端黏膜，以防止术后因黏膜继续分泌液体而形成局限性积液（注意：石炭酸应涂擦于残端黏膜内面，切勿溅到他处引起组织坏死；酒精和盐水则由残端周边向中心涂擦）。

10. 埋入残端：术者一手将夹持盲肠缚线线结的蚊式血管钳向荷包内推进，另一手用长镊子将荷包旁边的结肠提起使盲肠的残端埋入荷包内，助手边提线尾边收紧荷包口，结扎荷包缝线（图3-7-5）。必要时可外加浆肌层"8"字缝合一针将荷包缝线线结再包埋一次。

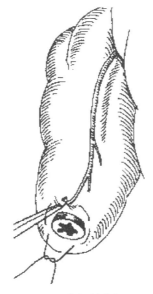

图 3-7-5　荷包缝合包埋残瑞

11. 取出腹腔内手术用物，清理腹腔，确认无活动性出血，清点器械、纱布、针线无误（与术前对数）后，用 4 号丝线做单纯间断缝合或连续缝合腹膜及内鞘，间断缝合腹直肌外鞘，1 号丝线间断缝合皮下组织及皮肤，消毒并盖以无菌敷料，术毕。动物复苏后送动物房喂养，观察术后改变或有无并发症发生。

二、注意事项

1. 在切开腹膜时，应用手术镊或弯血管钳将腹膜提起，使腹膜与内脏分开，以免切开腹膜的同时损伤内脏。

2. 寻找盲肠有困难时，可将动物的胃和十二指肠提起，盲肠即位于十二指肠环内。

3. 盲肠系膜可做双重结扎或贯穿缝扎，以免出血，影响手术操作。

4. 荷包缝合的大小以刚好包埋盲肠残端为宜。

5. 收紧荷包缝线时要求术者和助手密切配合，在术者将盲肠残端塞入内翻的同时，由助手逐渐收紧荷包缝线打结。

第八章　狗脾切除术

一、操作步骤

1. 在腹腔麻醉成功后，将动物仰卧平放并绑缚于手术台上，剃去腹部的毛。用 2.5% 碘酊和 75% 酒精常规消毒、铺巾，布巾钳固定四角后，加盖孔巾或剖腹巾。

2. 取前腹部正中切口，切口从剑状软骨向下延伸，长 8～10cm。切开皮肤、皮下组织后，即可见到腹白线，仔细结扎出血点。用两把血管钳于腹白线两侧的腱划处提起，用手术刀在腹白线上切开一小口进腹腔，术者和第一助手各持一把小血管钳夹持对侧腹壁切口边缘，将其提起，使腹壁和腹腔器官分开，直视下用组织剪沿腹白线剪开腹壁，使之与皮肤切口等长。剪开时注意避免损伤腹腔器官。

3. 助手用拉钩将切口向左侧牵拉，即可见到长而狭窄、形似镰刀状的脾。脾的活动性很大，很松弛地附着在大网膜上。术者用左手小心将脾提出切口外，右手持组织剪剪开脾周围无血管的韧带，这时可清楚地看到脾蒂部由两层腹膜包绕，经脾门脾动、静脉分成许多血管进入脾实质。

4. 在脾胃韧带的无血管区剪一小口，小心剪开无血管的脾胃韧带，有血管的地方用血管钳钳夹后切断并结扎（图 3-8-1）。如脾的上下端有韧带粘连，也可用血管钳夹住，在两钳之间切断后结扎。

5. 在脾动脉主干部位，用镊子提起其表面包被的腹膜，组织剪剪开后显露脾动脉，游离脾动脉约 1cm，先用血管钳带 4 号丝线结扎，暂不切断（图 3-8-2）。脾因动脉供血阻断，而静脉回流通畅，形成所谓血液"自体回输"，脾将会变软、变小。

6. 将脾轻轻翻向右侧，显露脾门后方，用手指或盐水纱布仔细分离脾蒂和胰腺间的粘连。术者用左手示指和中指绕过脾蒂后方将其勾起，右手持中弯血管钳钳夹脾蒂，近端两把，远端一把，靠近远端弯钳切断脾蒂，移出脾（图 3-8-3）。脾蒂断端近侧用 4 号丝线结扎后，远侧 1 号丝线贯穿缝扎。

7. 检查确定脾蒂部无活动性出血，清点纱布、手术器械无误后，可以开始逐层关闭腹部切口。

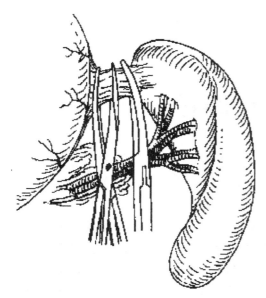

图 3－8－1　切断脾胃韧带

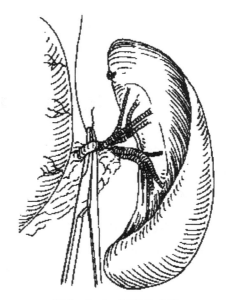

图 3－8－2　预扎脾动脉

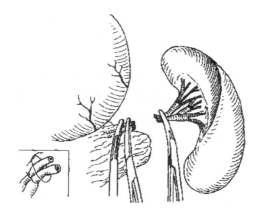

图 3－8－3　脾蒂的处理

二、注意事项

1. 打开腹腔时，注意不要损伤腹腔内的器官，尤其是肠管。为避免损伤肠管，也可先于切口下垫生理盐水纱条，使切口和内脏隔开，再用剪刀剪开。

2. 狗脾活动性很好，一般较容易提到切口外面。搬动脾时，注意手法要轻柔，以免撕破脾。游离脾动脉时要小心轻柔，避免损伤脾静脉，导致出血。

3. 游离脾蒂时，注意不要损伤胰腺。

第九章 狗胃大部切除术

一、操作步骤

1. 捕捉、麻醉家狗，给狗嘴戴上口套。

2. 手术体位：使狗仰卧在手术台上，用布带（或绷带）套扎固定四肢，注意不要过紧，以免勒伤。

3. 皮肤准备：以15％硫化钠溶液为脱毛剂（10ml/cm²），脱去狗腹部被毛。清水冲洗、拭干，术野皮肤常规消毒和铺巾。

4. 手术步骤。

（1）切口：做剑突与脐之间的上腹部正中切口。依次切开皮肤、皮下组织、腹白线、腹膜前脂肪和腹膜。

（2）腹腔探查：手术人员洗手，探查腹腔，观察胃及其相邻器官的解剖结构。狗的胃底和胃体较大，几乎呈圆形；幽门部较小，呈圆筒状。胃大弯比胃小弯大约长4倍。十二指肠位于肝下。胃和十二指肠的血供与人相似。

（3）切开胃结肠韧带（图3-9-1）：用牵开器显露术野。术者手衬湿纱布垫，向上提起胃体，助手同时将横结肠向下牵拉，在右侧胃结肠韧带（大网膜）的无血管区将其剪开。识别胃后壁、胰腺组织和横结肠系膜中的结肠中动脉。

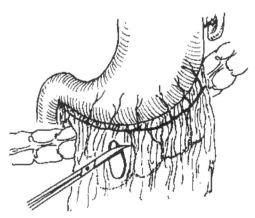

图3-9-1　切开胃结肠韧带

（4）游离胃大弯：以剪开的胃结肠韧带为起点，向左沿胃大弯、胃网膜血管弓下方（血管弓外）切断左侧胃结肠韧带。一般操作过程：在胃网膜血管弓网膜支的左右两侧用血管钳各戳一小洞,之后术者和助手各持一把血管钳,分别钳夹血管的远、近段,将其切断、结扎。依次左行,直至胃网膜左、右血管交汇处。也可在胃体和胃网膜血管弓之间切断胃结肠韧带,又称"血管弓内操作"(图3-9-2)。

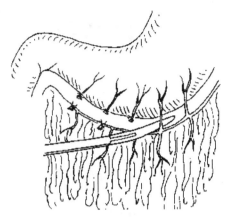

图3-9-2 血管弓内操作,切断胃结肠韧带

(5)切断结扎胃网膜右动脉(图3-9-3):同上步操作,依次向右,分段切断右侧胃结肠韧带,直至幽门右侧。于幽门下方将胃网膜右血管分离出来,并在其根部切断,近端双重结扎。此步操作在分离胃结肠韧带与横结肠系膜之间的粘连时要细致、耐心,注意切勿损伤横结肠系膜中的结肠中动脉。

(6)切断胃右动脉(图3-9-4):将胃向下牵拉,在距胃小弯约2cm处的无血管区将肝胃韧带剪开,并由此向右,分段切断肝胃韧带,直至幽门右侧。仔细触摸,通常可触及胃右动脉搏动,钳夹、切断,近端双重结扎。

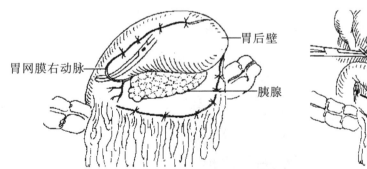

图3-9-3 切断结扎胃网膜右动脉

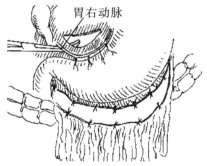

图3-9-4 切断胃右动脉

(7)游离并切断十二指肠(图3-9-5):游离十二指肠2.0~3.0cm。注意应紧贴十二指肠上、下缘及后壁,用蚊式血管钳仔细分离,避免大块组织钳夹,否则可能损伤肝外胆管、胰腺组织等。在预定十二指肠切断线两侧各夹一把Kocher钳,钳尖一致指向小弯侧,两钳一般至少相距0.5cm。准备好吸引器,手术刀紧贴胃侧Kocher钳切断十二指肠,两断端分别用0.1%碘附消毒。用纱布垫将胃侧断端包裹,置于一旁。将十二指肠断端牵向右前方,进一步分离十二指肠上、下缘及后壁与周围组织之间的粘连,一一结扎进入十

二指肠的小血管，使十二指肠有足够长的游离断端，确保吻合时无张力。

（8）切断、结扎胃网膜左动脉（图3-9-6）：将游离好的十二指肠包以纱布垫置于一旁。将胃向左上牵拉，在胃网膜左、右血管交汇处（此处由血管弓发出至胃体的胃支动脉间距明显加大）向左，于胃网膜左动脉第一个胃支的左侧，切断胃网膜左动脉。由此处向胃小弯做一垂直线，即为胃的预定切除线。将切除线大弯侧残余的胃结肠韧带组织自胃体上分离清除干净，使浆膜面光滑。

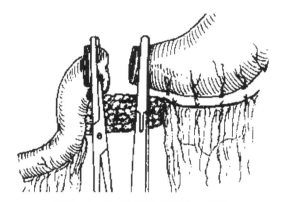 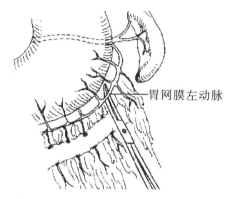

图3-9-5　游离并切断十二指肠　　　　图3-9-6　切断、结扎胃网膜左动脉

（9）切断胃左血管分支和游离胃小弯：将胃向上翻转、提起，分离胃后壁与胰腺间的少许粘连，可见显露出的胃左动脉（图3-9-7）。靠近胃小弯将肝胃韧带的后层腹膜剪开，分离出胃左动脉后支发出的胃支动脉，切断、结扎。然后将胃向右下牵拉，再分离出胃左动脉前支发出的胃支，逐一切断、结扎，即将胃小弯游离。注意自胃体上分离清除干净预定胃切除线小弯侧附近残留的胃结肠韧带组织，使浆膜面光滑。

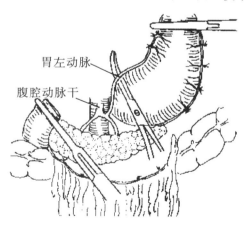

图3-9-7　切断、结扎胃左动脉

（10）切除胃：切除胃之前，尝试将预定切除部位拉至十二指肠残端处，应无任何张力。由于残胃与十二指肠为端－端吻合，因此，自大弯侧量起，残胃端开口的直径应与十二指肠腔的口径相近。在胃预定切除线的两侧各夹一把肠钳，钳尖一致指向小弯侧。准备好吸引器，用手术刀贴近切除线远侧肠钳，自小弯向大弯侧切开，每切开1cm，即用4号

线将切开处保留胃侧的前后壁做全层缝合关闭，边切边缝，直到自大弯侧量起，残胃外口与十二指肠腔径相近。再在全层间断缝合过的部位加一层浆肌层间断缝合（图3-9-8），小弯侧残胃角以半荷包包埋。

（11）胃黏膜下层止血：用上述两种方法之一处理胃残端后，将切除线远侧肠钳左侧的胃前壁浆肌层切开，显露黏膜下层血管，紧靠保留胃侧组织，用圆针细丝线将其缝扎。然后翻转胃，再将胃后壁的黏膜下层血管缝扎，于胃切除部位的下方垫一纱布垫，准备好吸引器，用手术刀在进行了黏膜下层止血的部位将胃完全切断，移去标本。近侧胃残端以1%碘附消毒。

（12）残胃与十二指肠的吻合：在吻合前，若发现端-端吻合张力大，则可将十二指肠降部外侧的腹膜切开少许，做适当游离。若仍有张力，则可改行胃空肠吻合（BillrothⅡ式）。吻合第一层：将胃后壁的浆肌层与十二指肠后壁浆肌层间断缝合；第二层：将胃后壁的浆肌层与十二指肠后壁全层间断缝合；第三层：将胃前壁的全层与十二指肠前壁全层间断缝合；第四层：将胃前壁浆肌层与十二指肠前壁浆肌层间断缝合。此方法可防止吻合口狭窄和减少吻合口张力。各层间断缝合时，最好等份分段进行，即吻合口牵引线缝合后的第一针缝在吻合口中点，然后再缝一边的中点，依次类推，使吻合整齐、可靠。最后荷包缝合，包埋残胃与十二指肠吻合口小弯侧的"危险角"（图3-9-9）。也可用吻合器进行胃十二指肠吻合。吻合完毕后，术者用拇指、示指对捏吻合口，检查其是否够大，保证吻合口通畅。

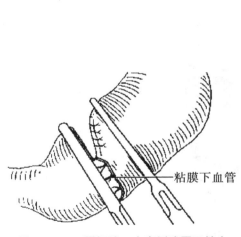

图3-9-8　胃切除，小弯侧残胃已缝合

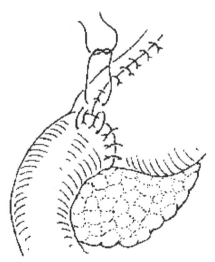

图3-9-9　胃十二指肠吻合，最后一针包埋胃肠吻合口"危险角"

粘膜下血管

（13）关腹：清点器械、敷料数目，正确后依次关腹。

二、注意事项

1. 做狗的腹腔麻醉时，应注意避免刺伤内脏和误注入可能高度充盈的膀胱内。

2. 为避免损伤邻近的重要器官，在游离十二指肠时，操作要尽可能靠近十二指肠肠壁，且游离范围不宜过远、过大，以免影响血液供应。对任何管状结构，在未明确其性质前，切不可贸然钳夹、切断。

3. 在决定胃切除线时，须先将预定切除的部位向十二指肠实际拉拢一下，以保证残胃与十二指肠吻合后没有张力。

4. 游离胃大弯时，对胃或大网膜的过度牵拉会造成脾被膜撕裂、出血。若出现这种情况，可先用明胶海绵或大网膜填塞缝合脾的裂口。若止血效果仍不佳，则应当即选择脾切除。

第四篇　腔镜基本技术

第一章　腔镜绪论

腔镜技术是电子、光学、摄像等技术在临床手术中应用的典范。腔镜手术就是运用基于电子、光学等原理的先进设备，在密闭的体腔内完成的手术。腔镜手术的原理就是在冷光源照明下，通过插入到体腔内的摄像系统，将体腔组织清晰地显示在监视器上，手术医师在显示器图像的引导下，在体外操纵手术器械，对体腔进行探查、组织分离、电凝、止血、病变组织乳化、切除、缝合等操作。腔镜手术创伤小、并发症少、安全，且患者住院时间短、术后康复快，是目前开展最为广泛的微创诊疗技术。

第一节　腔镜技术发展简史

从 1805 年 Bozzini 借助烛光照明检查患者的尿道和阴道，到 1897 年 Nitze 将铂丝装入膀胱镜前段从而将光源带入体腔内，为腔镜发展的早期阶段。1901 年，德国外科医师 Kelling 首次利用膀胱镜在充气状态下观察狗的腹腔，这种检查被称为体腔镜检查。同年，俄国妇科医师 Ott 在腹前壁做了一个小切口，插入窥阴器到腹腔内，用头镜将光线反射进腹腔，对患者进行检查，拉开了腹腔镜技术发展的序幕。1910 年，瑞典斯德哥尔摩的内科医师 Jacobaeus 首先使用了"Laparothorakoskopie"（腹胸腔镜）一词，同时他还首次使用了"腹腔镜检查"，并使用了一种套管针制造气腹，率先将腹腔镜技术运用于临床。1911 年，美国约翰·霍普金斯医院的外科医师 Bernhein 经腹壁的切口把直肠镜插入腹腔，用发射光做光源，并借助耳鼻咽喉镜检查了胃前壁、肝及膈肌。1918 年，Goetze 介绍了一种使用安全的自动气腹针。1920 年，美国人 Orndoff 设计了锥形套管针。1924 年，美国堪萨斯的内科医师 Stone 用鼻咽镜插入狗的腹腔，并推荐用一种橡胶垫圈帮助封闭穿刺套管，避免穿刺漏气。同年，亚特兰大的 Steiner 率先建议把原先使用的室内空气或氧气改为二氧化碳造成气腹。1929 年，德国的胃肠病学家 Kalk 首先提出使用双套管穿刺技术，发明了一种直前斜视 135° 的透镜系统，用腹腔镜做肝穿刺活检。1933 年，Ferwers 医生第一次以腹腔镜施行外科手术。1934 年，John Ruddock 介绍了带有活检钳及单极电凝的腹腔镜系统。1936 年，德国的 Boesch 第一个用腹腔镜单极电凝技术进行输卵管绝育手术，也使用了腹腔镜电热法输卵管绝育术。1938 年，匈牙利外科医师 Veress 发明了带弹簧安全装置的气腹针，可以防止针尖损伤针下的内脏，后者稍加改进就成为我们今天使用的安全型气腹针，即 Veress 针。1952 年，Fourestier 制造出冷光源，英国的 Hopkins 发明了纤维光导技术和柱状透镜，使光传导损失减小。1963 年，德国的 Semm 设计出自动气腹机、冷光源，1973 年设计出内镜热凝装置，1978 年设计了 Roeder 打结法，1980 年进行了首例阑尾切除术，设计了腹腔镜手术模拟器练习腹腔镜手术技术，并主持 Kiel 学院妇产科工作，开展了大量的妇科手术。1979 年，德国的 FrimBerger 第一个在猪身上完成了腹腔镜胆囊切除术。英国外科医生 Wickhan 于 1983 年首先提出了微创外科概念。1986 年，Cuschieri 开始做腹腔镜胆囊切除术的动物实验，并于 1988 年的首届世界外科内镜代表会议上报道了在实验动物中用腹腔镜实施胆囊切除术的成功案例。1987 年，法国的 Mouret 完成了世界上首例电视腹腔镜胆囊切除术。1989 年 4 月，在美国消化内镜医师协会的年会上，法国的 Dubois 放映了法国开展腹腔镜胆囊切除术临床应用的手术录像 36 例，震惊了世界，在美国掀起了腹腔镜胆囊切除术的热潮，使腹腔镜胆囊切除术从动物实验阶段正式过渡到临床发展阶段。1990 年 5 月，日本东京大学的山川达朗等采用腹腔镜胆囊切除术并获得成功。

我国腹腔镜技术起步较晚但发展迅速。1990 年，华中科技大学同济医院夏穗生教授在香港出席第 12 届国际肝胆胰学术年会时，将美国的腹腔镜胆囊切除术专题报道带回内地。1991 年 1 月 29 日，广州医学院附属第一医院邀请香港威尔士亲王医院的钟尚志医生演示腹腔镜胆囊切除术，同年 2 月 19 日，云南曲靖地区第二人民医院的荀祖武医师在国内首次独立开展了腹腔镜胆囊切除术，以此为标志，拉开了我国内地开展腔镜技术的序幕。1992 年 10 月，在湖南召开了第三届全国腔镜外科学会。1995 年在上海市召开了第六届全国胆道外科会议。

现代科学技术的发展，为腔镜技术注入了新的活力，带来了新的机遇和变革，人工智能、远程控制、三维成像、3D 技术、信息集成、仪器器械精细组合和多功能化将是未来几年腔镜技术发展的主要推动力。单孔腔镜、免气腹腔镜、立体腔镜、智能化腔镜、腔镜器械的通用化与低成本化、腔镜技术范围的进一步扩大化等将成为未来腔镜技术发展的主要方向。

第二节　腔镜手术室人员配置与要求

一、腔镜手术室人员配置

（一）成立腔镜专科组

医疗机构可根据医院平均每日的腔镜手术量、手术间数和护理人员的数量确认腔镜专科手术配合人数，成立腔镜专科组，小组一般由 10~12 人组成。

（二）岗位设置

腔镜专科组设组长 1 名，设备管理员 1 名，清洗消毒员 1 或 2 名，组员若干名。可根据具体情况设立固定组员和轮转组员，固定组员相对固定专科，轮转组员则由在手术室工作3~5年或以上的护士承担。腔镜专科小组实行"护士长—专科组长"二级腔镜微创技术专科化规范管理模式，专科组长负责腔镜手术的日常管理工作，护士长则负责腔镜手术的统筹管理。

二、腔镜手术室人员岗位职责

（一）腔镜专科组组长职责

1. 在护士长的领导下开展工作，协助护士长对专科组人员及腔镜手术工作进行二级管理。
2. 完成腔镜手术配合的日常管理工作，熟悉腔镜手术的进展及新业务的开展情况。
3. 负责腔镜专科组护士的理论和操作培训，参与考核工作。
4. 负责腔镜手术器械、手术物品的检查、调配和补充，以满足手术的需要。
5. 负责定期检查腔镜仪器设备的使用情况，以满足手术的需要。
6. 负责协调与手术科室的关系，定期征求科室意见，不断地改进工作。
7. 定期召开组务会，总结工作，分析不足，以实现质量的持续改进。
8. 参加科室护理新业务、新技术的学习和实施，参与护理科研工作。

（二）腔镜专科组护士职责

1. 在组长的领导下工作，并协助组长开展腔镜手术配合工作。
2. 术前1天进行术前访视，了解患者的病情、身体和心理状况，必要时向患者介绍手术流程和简单的手术步骤，并给予患者心理支持。
3. 根据患者病情、手术部位、术中特殊要求等，准备手术用品（腔镜仪器设备、器械、药品、敷料等），检查手术间各种设备、仪器是否齐全，性能是否良好。
4. 每日接班后再次检查手术间内各种设备、物品的准备和完好情况，检查器械、敷料包的灭菌日期、灭菌效果。
5. 患者入室，认真做好查对工作，逐项核对患者姓名、科别、年龄、性别、床号、住院号、手术名称、手术部位、手术时间等，检查术前医嘱执行（药物过敏试验、术前用药、禁食、备皮、肠道准备等）情况，如有遗漏，应报告医生妥善处理。发现患者携带贵重或特殊物品（戒指、项链、义齿及其他钱物）时，应取下交有关人员保管。
6. 实施心理护理，安抚患者的情绪，对儿童或神志不清的患者应适当约束或派专人看护，确保安全。
7. 协助麻醉医生工作，建立静脉通道并保持通畅，协助手术医生准确摆放手术体位，固定肢体时，防止挤压、过度外展，注意保暖。
8. 严格遵守操作规程。腔镜仪器设备与器械在使用过程中，注意做好保护工作，轻拿轻放。帮助手术人员穿手术衣，安排手术人员就位，调节灯光和室温。
9. 严密观察病情变化，保持输液通畅、体位正确、肢体不受压，随时调节室内温度。
10. 负责术后整理、消毒手术间，补充所需物品，更换手术床被服。若为感染性手

123

术，则按《医院感染管理办法》处理，医疗废弃物须分类处理。

11. 负责术后腔镜仪器及设备、手术器械的初步清洁整理工作，对腔镜仪器设备与器械的功能及是否完整进行检查，并与设备管理员、清洗人员做好交接工作。

（三）腔镜设备管理员职责

1. 负责各种腔镜仪器设备、器械的保管、保养、维护，以及发放、供应等工作。

2. 有计划地使用器械和仪器并合理调配，确保手术需要而又不造成浪费。

3. 术前1天查看腔镜手术预约单，备齐次日手术所需器械、仪器。特殊术式应与手术医生沟通备齐所需物品，必要时与医生共同试用相关仪器设备，确保手术时运转正常。

4. 定期检查腔镜仪器设备的性能状况，器械、仪器出现故障时应及时查找原因，积极处理，必要时联系相关人员维修或更换并做好记录。

5. 掌握腔镜仪器设备功能、特性及各部件组成情况，建立部件组成卡和使用登记本，定期清点各部件数目，保证与组成卡相符。

6. 负责监督检查腔镜清洗员的工作，随时获取信息，及时补充单包器械。负责监督检查感染手术器械的处理情况。

7. 注意仪器的保养和维护，移动时做到轻、稳，避免震动和碰撞。

8. 术前术后严格按照《腔镜仪器设备与器械交接流程》，认真清点、交接并做好记录。建立腔镜设备、器械账目本，每日清点记录，做到账物相符。

（四）腔镜清洗消毒员职责

1. 负责清点、清洗和消毒所有回收的腔镜器械。

2. 熟悉各种器械物品的构造、性能及保养知识。

3. 掌握清洗剂、消毒剂及清洗消毒设备的使用方法，严格执行腔镜清洗、消毒操作规程。

4. 操作中应注意轻拿轻放器械，防止损坏腔镜及其附件。

5. 洗涤操作中所用配套洗涤用具，每日用后进行消毒，洗涤洁净，干燥放置。

6. 每日工作完毕后，应将洗涤槽内外刷洗干净，并用500mg/L含氯消毒液消毒洗涤槽，擦拭台面、桌柜及地面，保持室内整洁。

7. 对感染性物品执行专门的操作规程和处理流程。

8. 监测腔镜器械的灭菌效果，定期采样做细菌培养并记录。

9. 操作中遵循标准预防及职业安全防护原则和方法。

三、腔镜手术室人员任职要求

（一）腔镜专科组组长

1. 大专及以上学历，主管护师及以上职称，有10年以上的手术室工作经验。

2. 熟悉手术室的业务，能熟练配合各类手术，有较强的专科业务能力。

3.熟悉腔镜仪器设备的构造、工作原理，熟练掌握各种腔镜仪器设备的性能及操作方法。

4.有较强的管理能力和学习、沟通、表达及协调能力。

5.责任心强，有较强的判断、应急能力。

（二）腔镜专科护士

1.大专及以上学历，护师及以上职称，有3年以上手术室工作经验。

2.有良好的通科手术配合基础，完成过普通外科、泌尿外科、妇产科、骨科、神经外科等主要手术科室的手术配合。

3.熟练掌握各种腔镜仪器设备的构造、工作原理、器械性能及各部件的组成，掌握腔镜仪器设备的操作方法。

4.热爱腔镜手术工作。

（三）腔镜设备管理员

1.大专及以上学历，护师及以上职称，有5年以上手术室工作经验。

2.熟悉腔镜仪器设备的构造、工作原理，熟练掌握各种腔镜仪器设备的性能及操作方法，能排除一般故障。

3.掌握腔镜仪器设备的维护与保养方法。

4.熟悉腔镜器械的清洗及灭菌方法。

5.责任心强，有较强的沟通协调能力。

（四）腔镜清洗消毒员

1.中专及以上学历，护士及以上职称，有1年以上手术室工作经验。

2.熟悉清洗剂、消毒剂及清洗消毒设备的使用方法。

3.熟悉各种腔镜及附件的构造，掌握其清洗、消毒和保养方法。

4.掌握医院感染预防与控制的相关知识。

5.掌握标准预防及职业安全防护的原则和方法。

第三节　腔镜手术管理制度

一、手术间管理制度

1.每个手术间设负责护士1名，全面负责手术间质量管理。

2.进入腔镜手术间的人员必须遵守手术间管理制度，服从相关人员的管理。

3.建立手术间物品，检查登记本，每天由专人对物品进行检查、补充、登记并签名。每周由手术间责任护士负责全面检查，确保术中物品及时供应，防止灭菌物品过期。

4. 手术间物品应做到"四定一整齐"，即定物、定位、定数、定期检查，所有物品摆放整齐，保持清洁，标识明显，私人物品一律不得携入。

5. 每周由专管技师负责各种电路，医用供气、供氧，空调系统等设备运行状况的检查、维护及检修。

6. 手术间内应保持肃静，谈话仅限与手术有关的内容，做到说话轻、走路轻、取放物品轻。

7. 手术开始后应关闭手术间的门，严禁随意打开，手术人员在手术进行中不得进入污物通道。

8. 各类工作人员严格执行无菌技术操作规范，每位工作人员均有责任进行规范的监督。

9. 参观人员应遵守手术室参观制度，在不影响手术的前提下完成参观活动。

10. 手术进行中，巡回护士不得擅自离开手术间，如必须暂时离开，则应告知器械护士和麻醉医师。

11. 手术完毕，患者未离开手术间前，医生、护士不得擅自离开，等患者安全离开手术间后方可离开，确保手术患者的安全。

12. 感染手术间门上应悬挂明显标识，所有医护人员均应严格按照隔离技术要求实施手术，并在手术结束后进行严格的消毒处理。

二、腔镜仪器设备与器械使用管理制度

（一）腔镜仪器设备与器械的使用

1. 腔镜仪器设备与器械必须经专业人员培训后使用，未经培训的人员一律不得擅自进行仪器设备与器械的操作。

2. 工作人员应熟悉仪器设备的构造、工作原理、器械性能，掌握使用注意事项，能熟练安装和连接各种仪器，严格遵守操作规程。

3. 腔镜仪器设备与器械在使用过程中应做好保护工作，轻拿轻放，如系操作不当造成的损坏，需责任到人。

4. 腔镜仪器上配挂操作程序和常见故障排除方法的卡片，所有人员必须严格遵守操作规程，发现问题应及时报告并进行维修保养。

5. 仪器设备每次使用后，使用者应负责设备的清洁，检查仪器运转情况，保持性能完好，并做好相关记录。为防止零件遗失，做到"三查"，即准备消毒灭菌前查、使用前查、使用后查，并记录。

6. 建立腔镜仪器设备与器械交接流程，认真清点、交接并记录，对腔镜仪器设备与器械的功能及是否完整进行检查，若发现零部件缺失或关节灵活性不够、性能不良，应及时查找补充或报设备科维修。

（二）腔镜仪器设备与器械的保管和保养

1. 手术室腔镜仪器设备与器械的保管、保养应由腔镜专管护士负责。

2. 腔镜仪器设备须固定位置妥善放置，将显示器、摄像机、冷光源、气腹机和冲洗机等仪器成套放置在统一设置的移动车架上，并醒目标识。

3. 设计专用腔镜器械柜，每个抽屉编号，根据手术方法类别，将灭菌后的各类内镜及器械分门别类地放置于专科专用的腔镜器械柜内，组合各种腔镜器械为一套，以套为单位分别放置在各抽屉内，每套器械都有同抽屉相对应的编号牌随器械一起运行，以便器械使用后及时被放回原处。

4. 所有腔镜设备、器械均建立账目，每日由专管护士巡检清点一次，确保账物相符，并做记录。

5. 放置器械时应注意镜头、光缆的保护，严禁受压，光缆、导线类应盘旋存放，严禁打折，防止光纤折断或转动轴内的纱网断裂。抽屉内要有海绵及手术巾铺垫，以免器械取放时碰撞引起损伤。

6. 锐利器械保存前应套上橡皮保护套，以免损坏刃面。电凝、电切割器械外表均包有管状绝缘层，再次使用前须检查绝缘层是否完好，以防止术中漏电伤害操作者。

7. 注意镜面的保护，内镜镜头暂时不使用时，镜端应套上保护套。镜面有水迹、污迹时，可用擦镜纸擦拭或先用肥皂水棉球擦拭，再用干净的棉球擦拭干净。

8. 每周设固定养护日，由专管护士负责对仪器设备与器械进行检查、维护和保养，检查仪器设备有无缺失和损坏，对器械进行去锈和润滑，检查器械关节是否僵硬、螺丝是否松动、尖端合拢是否良好、剪刀是否锋利、密封圈是否漏气，保持性能完好，并及时登记，做到及时发现问题，及时维修。

9. 医院设备科相关人员应每个月对腔镜仪器设备进行检查，并负责新进仪器的操作培训工作。

10. 腔镜仪器设备和器械不得外借，护士长应每个月抽查仪器设备和器械使用状况。

11. 仪器设备与器械如有故障，须挂故障警示标识，注明原因，在维修本上登记，并告知护士长和专管人员通知设备科送修。

12. 每周由专人对腔镜仪器设备移动车架和腔镜器械柜清洁消毒一次。

（三）腔镜的清洁与灭菌

1. 腔镜器械须采用正确的清洗、消毒与灭菌方式。应做到"一人一用一灭菌"。

2. 清洁。在手术台上应及时用无菌水擦尽血迹，手术结束后彻底进行清洗（水洗—酶洗—冲洗），在清洗过程中做到镜头轻拿轻放，注意保护镜面，有内腔的器械用软毛刷和高压水枪清洗，打开或脱卸器械的各个关节，避免小零件的丢失。

3. 灭菌。采用低温灭菌器灭菌或戊二醛浸泡 10 小时灭菌，由专人负责并检查、记录，记录患者的住院号、姓名、床号、手术名称、所用的器械、灭菌方法、灭菌效果监测等。每个月采样做细菌培养。

4. 在器械清洁与灭菌后进行吹干、上油和安装，并检查性能是否良好、数量是否齐全后再储存。

三、消毒隔离制度

1. 凡参加手术的人员必须按规定着装，按规定路线进入手术间，其他人员不得入内。

2. 患有上呼吸道、面部、颈部、手部感染的工作人员，原则上不可进入手术室，若必须进入，则应戴双层口罩，感染处严密封闭。

3. 严格控制参观人数，参观人员必须严格遵守参观的管理规定，主管医生和巡回护士有责任进行管理。

4. 医务人员必须严格遵守消毒灭菌制度和无菌技术操作规程，保持手术间物品整洁，禁止携带私人物品入内。

5. 手术器具及用品应严格"一用一灭菌"，尽量采用压力蒸汽灭菌等物理灭菌方法灭菌，避免使用化学灭菌剂浸泡灭菌，严格执行灭菌效果监测标准。洗手刷应"一用一灭菌"。

6. 麻醉用器具应定期清洁、消毒，接触患者的用品应"一用一消毒"，一次性医疗器械、器具不得重复使用。

7. 医务人员使用无菌物品和器械时，应检查外包装的完整性及灭菌日期。无菌包打开后虽未使用，亦应视为有污染，必须重新灭菌。

8. 除手术人员、患者和器械通过外，手术间的门应处于关闭状态。

9. 严格执行卫生清洁、消毒制度，每日手术前和手术后进行湿式擦拭清洁、消毒，未经清洁、消毒的手术间不得使用。每周固定卫生日进行彻底清扫，进行湿式清洁，使用的保洁用具应严格按区分开放置。

10. 每个月对手术间的空气、物体表面和医护人员手进行细菌培养一次，每日对使用中的消毒液浓度进行监测，结果应符合标准。

11. 传染病患者或隔离患者的手术通知单上，应注明"某种感染"或"某种化验结果异常"等情况，严格隔离管理。术后器械及物品应双消毒，标本应按隔离要求处理，术后手术间应严格终末消毒。

12. 应根据手术患者和手术部位的污染及感染情况合理安排手术间，连台手术应做好连台之间的消毒工作，保证消毒时间和消毒效果。

13. 接送患者的平车每日用500mg/L含氯消毒液擦拭消毒或使用专用套，室内车、室外车分别使用，隔离患者应专车专用，用后严格消毒。

14. 手术后废弃物品需置黄色塑料袋内，封闭运送，无害化处理。医务人员脱下的手术衣、手套、口罩等物品放入指定位置后，方可离开手术室。

15. 洁净手术间的净化空调系统应当在手术前30分钟开启，手术结束后30分钟关闭，回风口格栅应当使用竖向栅条，每天擦拭清洁一次，对新风入口过滤网每周清洁一次，检查网眼是否堵塞。

四、职业防护制度

1. 急诊未进行传染病检测的患者入室行手术时均按感染性手术处理，均应采取标准预防。

2. 为传染病患者手术时，应根据病原体的主要传播途径采取相应的隔离和防护措施，必要时采取双向防护。

3. 在进行可能发生血液、体液、分泌物喷溅的手术时，医护人员要戴防护眼镜，必要时穿防水围裙和长筒靴。

4. 感染手术完毕，工作人员应更换清洁手术衣、鞋、口罩和帽子，清洗双手后方能参加其他工作。

5. 及时处理被污染的医疗用品和仪器设备，术中所用器械、物品均应严密消毒，灭菌处理。

6. 正确使用利器盒，传递器械时应使用无菌弯盘或通过建立"中立区"取用手术利器，以减少锐器伤的发生。

7. 手术中发生锐器伤应立即按规范处置伤口，并及时填写锐器伤登记表，上报相关部门，按职业暴露流程规范处理。

8. 腔镜手术前应严格检查气腹机与二氧化碳容器及衔接处，用后及时关闭阀门，防止二氧化碳泄漏。规范麻醉药品的使用，减少麻醉药品的外泄，手术间应设有麻醉废气排放系统。

9. 配制消毒液应了解其理化性质，戴口罩及手套，定时通风，积极做好预防措施，清洗器械时应按标准预防要求着装。

10. 不使用存在安全隐患的仪器，定期检查仪器设备的运行状况，做好仪器设备的保养工作，避免仪器出现意外造成医务人员损伤。妊娠期护士应避免参加造影、透视等接触放射线的工作。

五、腔镜专科护士培训管理制度

1. 成立腔镜手术培训管理小组，实行组长负责制，负责专科护士的培训管理工作。

2. 由腔镜手术培训管理小组负责制订培训计划、考核办法与实施方案，并监督和指导其落实。

3. 成立师资组，根据专科护士培训细则的要求，结合医院实际，具体实施腔镜专科护士培训。腔镜专科组组长负责专科护士培训的日常管理和带教。

4. 培训对象为具有护理专业大专及以上学历，3 年或 3 年以上手术室工作经验，热爱护理事业，具有高度的责任心及奉献精神，本人自愿并经科室选拔、推荐的注册护士。

5. 培训结束后应对专科护士进行考核与评价，由腔镜手术培训管理小组对专科护士的专业理论知识、实践操作技能、手术医生满意情况及临床表现等进行综合考核和全面评价，建立专科护士培训考核档案，综合评定结果并备案保存。

六、腔镜手术护理质量管理工作制度

1. 成立由手术室护士长、腔镜专科组组长、专科护士组成的腔镜手术质量管理小组，负责腔镜手术护理质量的管理。

2. 管理小组负责制订质量工作计划，并组织实施。

3. 定期组织腔镜手术护理各项质量的检查，检查督促各项规章制度的落实，发现问题应及时反馈，并制定措施进行整改。

4. 定期听取、征求腔镜手术医生的意见和建议，定期调查手术医生、患者的满意度情况。

5. 管理小组应定期总结、分析腔镜手术护理质量，召开质量讲评分析会，跟踪质量问题，实现质量的持续改进。

6. 腔镜手术各项护理质量考核落实奖惩，应用激励和制约管理，促进护理质量的全面提高。

第二章　腔镜仪器设备和器械的使用

腔镜手术是医学技术进步的具体体现,其开展引领了外科手术的一场技术革命,随着该技术广泛应用,被越来越多的医务人员和患者所接受。本章将重点介绍常用腔镜仪器设备和器械的构造、工作原理和操作方法。

第一节　腔镜的基本仪器和设备

腔镜设备由多个系统的仪器组成,随着医学技术的进步,更多的先进仪器设备被发明出来。在现阶段,腔镜基本设备主要由摄像系统、光源系统、气腹系统、冲洗吸引系统、能量系统、图像传输和保存系统等部分组成。

一、摄像系统

摄像系统主要由腔镜镜头(图4-2-1)、摄像头(图4-2-2)、摄像主机(图4-2-3)、监视器(图4-2-4)组成。

腔镜镜头在手术过程中置于体腔内,用于术野中视频的摄取与输出。摄像头与腔镜镜头连接,将腔镜镜头捕捉的图像以电信号的形式传输至摄像主机。摄像主机连接摄像头和监视器,转换并传输信号。监视器接收摄像头和摄像主机输入的视频信号,显示术野中的图像。

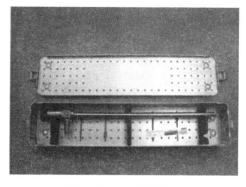

图4-2-1　腔镜镜头

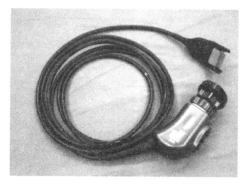

图4-2-2　摄像头

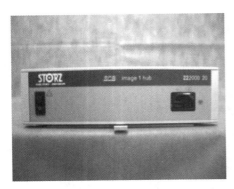

图 4—2—3　摄像主机

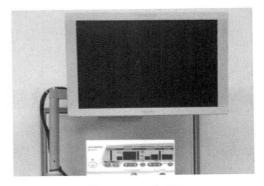

图 4—2—4　监视器

　　腔镜镜头有光学镜和电子镜两种。光学镜是由光导纤维制成的导管束，利用光学原理将术野的图像传输给尾端连接的摄像头，将摄像头捕捉的信息通过监视器提供给操作者。电子镜（图 4—2—5）在镜头前段设置感光元件代替导光束，将捕捉的光信号转换成电信号，再经过监视器提供给操作者。光学镜和电子镜两种镜头的取景方式不同，前者提供的视频画面真实性较高，后者提供的视频画面更鲜艳和清晰，两者都具有导光性好、视野广的优点。

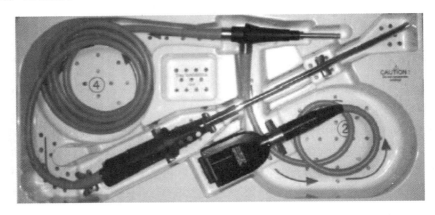

图 4—2—5　电子镜

　　现有的腔镜镜头有多种规格。手术部位和解剖部位不同，使用的镜头也不同。直径 10mm 和 5mm 的腔镜头，长度为 300mm 左右，视角在 0～120°，一般视角 0°和 30°的最为常用，此类镜头适用于腹腔和后腹腔的手术。还有直径 4mm、长度为 200mm 的关节镜，还有一种直径为 2mm、长度为 100mm 的针型镜，一般应用于腕关节镜手术。镜头的种类较多，可根据术式选择合适的镜头。摄像头与腔镜镜头连接，经过摄像头内的感光元件 CCD 与主机内的影像处理器转换和特殊处理后，将输出的图像信号在监视器上显示出来（图 4—2—6）。

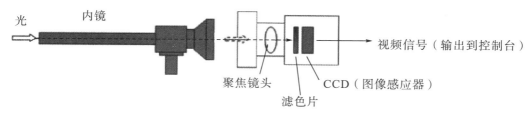

图4-2-6　图像传输系统

聚焦镜头　CCD（图像感应器）
滤色片
视频信号（输出到控制台）

光　内镜

二、光源系统

光源系统主要由光源机（图4-2-7）和光源线（图4-2-8）组成，用于腔镜手术的光源输出。

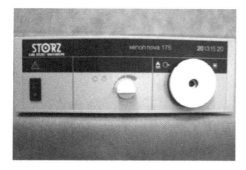

图4-2-7　光源机

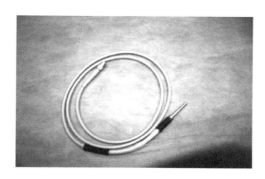

图4-2-8　光源线

光源主机是一种发光装置，用于照亮手术部位。在腔镜的发展史上，光源经历了烛光、铂丝、卤素、氙灯和发光二极管（LED）的发展历程。随着现代技术的发展，现在光源机使用的300W全自动氙灯光源，比原先的卤素灯亮度高且寿命长，氙灯可产生高亮度、高清晰的光线，并能根据手术部位和术者的需要调节其亮度。

光纤光缆是光的输出媒介，现在手术常用的是4.8mm光缆，它由一束可弯曲、具有全反射特性的光导纤维组成，具有高质量的光传输功能。每个主机都有特定的光缆，一般情况下都是相互配套使用，再经由适配器连接到任何镜头上。

三、气腹系统

气腹系统主要由气腹机（图4-2-9）、气腹管（图4-2-10）、气腹针（图4-2-11）和中心二氧化碳装置（或二氧化碳钢瓶）（图4-2-12）组成。

建立气腹的目的是为检查、手术提供宽广的空间和视野，也是避免意外损伤其他器官的必要条件。通过建立气腹，气腹管与穿刺套筒连接持续供气，维持腹腔内的压力。根据需要设置腹腔压力为12~15mmHg（1mmHg=0.133kPa）。

气腹主机在腹腔镜手术时通过注入二氧化碳（CO_2）气体在体内形成一个空腔，主要由过滤器和加热管组成。气腹机分为半自动气腹机和全自动气腹机，现在手术大多应用全自动气腹机，全自动气腹机有腹腔压力设置和调节装置，能够精确显示气体的流速，可以连续监测腹腔内压力参数。在使用时注意一定要使用医用级别的CO_2气体，绝不可使用任何其他类型的气体。

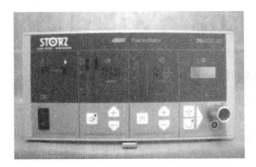

图 4-2-9　气腹机

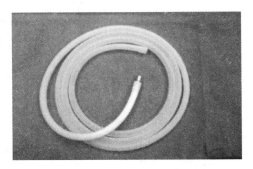

图 4-2-10　气腹管

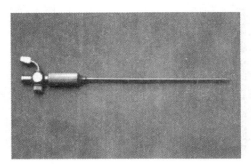

图 4-2-11　气腹针

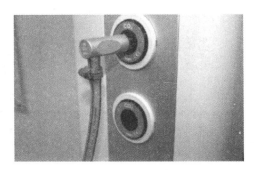

图 4-2-12　中心二氧化碳装置

随着腔镜手术逐渐涉及难度高、时间长的手术，气腹的生理影响也被广泛、深入地进行了研究，在早期，二氧化碳、氧化亚氮、氮气、氩气和氦气等惰性气体被人们选择作为气源使用，在长期的使用过程中二氧化碳逐渐成为最常用的气体。但是何为理想的气腹气体仍存在争论，理想的气体应该是易于取得、相对便宜，并且在化学上、生理上是较为惰性的，无色、无味，在血浆中高度可溶，并且在应用电刀或激光电凝器时不会燃烧。

四、能量系统

能量系统是腔镜手术的能量来源。

（一）高频电刀

高频电刀（图 4-2-13）是手术室必备的医疗仪器之一。它是通过高频电流作用于组织来获得需要的临床止血效果，有电切和电凝两种模式。与开放手术的电刀笔相比，腔镜手术用的是单极电凝，主要有钩形、针形、铲形和圆柱形，其中钩形最为常用，多用于分离和止血。在使用单极电刀时，要特别注意使用前在身体肌肉丰富和大血管流经处粘贴负极板，防止电流损伤人体。高频电刀的双极模式与腔镜双极钳连接使用，多用于分离和止血。

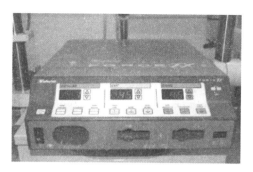

图 4-2-13　高频电刀

（二）等离子系统

　　等离子电刀是双极电刀的一种，主要用于凝固和切割组织，使组织产生 2～3mm 的均匀凝固层，也使深层的小动脉、小静脉、毛细血管迅速闭合，起到止血的目的，使组织和器械不易粘连，不产生焦痂，降低了热损伤。其作用原理是等离子体中的带电离子被电场加速后具有足够的能量，可将生物大分子中的化学键、氢键、离子键等打碎，使生物大分子分解而产生小分子气体如 CO、CO_2、O_2、H_2、CH_4、N_2 等，从而产生汽化效果。等离子机已经成为泌尿外科腔内手术治疗前列腺增生的新设备，无需负极回路，对体内有金属植入物、不能使用单极电刀的患者提供了更多选择。等离子机如图 4-2-14所示。

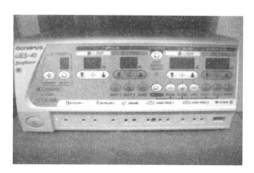

图 4-2-14　等离子机

（三）超声刀

　　超声刀（图 4-2-15）全称为"超声切割止血刀"，是临床外科常见的新型手术设备。超声刀主要由超声主机、手柄、超声刀头、脚踏开关组成。

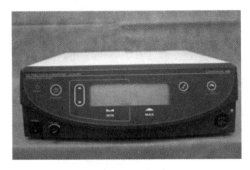

图 4-2-15 超声刀

超声刀系统将电能经手柄转化为超声机械能，使刀头在超高的振动频率（如每秒55500 次）下接触组织蛋白质，产生空化作用，迅速令组织内水分汽化，蛋白质氢键断裂，蛋白质变性成黏性凝结物，从而达到切割、凝闭组织和止血的作用。其对 3mm 以下的血管具有可靠的止血效果，同时对周围组织的热损伤小，可在重要器官旁进行操作，只形成水汽，不产生烟雾，是腹腔镜手术的新型止血设备之一。

（四）结扎束血管闭合系统

结扎束血管闭合系统（图 4-2-16）（以下简称"LigaSure"）是一种新型的外科止血设备，主要由 LigaSure 主机、LigaSure 手柄、脚踏开关组成。

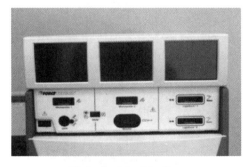

图 4-2-16 LigaSure

结扎束血管闭合系统可用于组织束和直径达 7mm 的动脉、静脉、肺部脉管和淋巴管。该系统能在所控制的时间段内向脉管精确地提供能量输出和电极压力，使脉管内腔完全和永久闭合。系统的设计保证其所产生的黏着、炭化或向邻近组织散热的程度均为最小。它可以感知两个双极电极之间的组织阻抗，然后利用阻抗信息自动启动或停止双极射频能量输出。使用者可任选脚踏开关启动和自动启动，或在自动启动与射频启动之间编制一个延迟时间。输出合适的能量，可形成安全、永久性的闭合带，组织的结痂少，对周围组织热损伤小。其主要用于胃肠系统的韧带、肠系膜、子宫韧带和动脉等部位的结扎。

（五）动力系统

动力系统可分为骨科刨削系统（图 4-2-17）、妇产科动力系统（图 4-2-18）、五

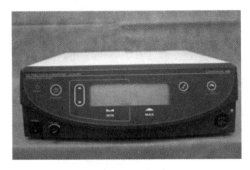
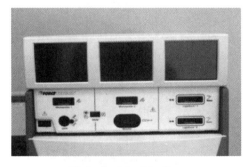

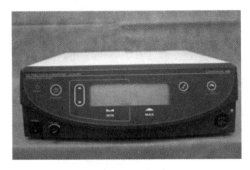

外 科
基本技能操作教程

136

官科磨钻系统（图4-2-19）等。

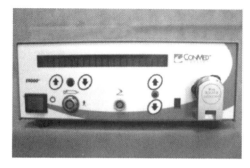

图4-2-17　骨科刨削系统

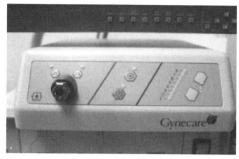

图4-2-18　妇产科动力系统

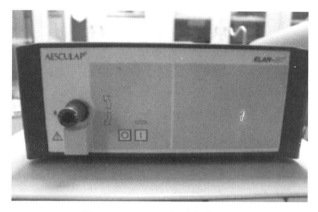

图4-2-19　五官科磨钻系统

骨科刨削系统主要由刨削主机、手柄和刨削刀头组成，主要用于清理关节内的滑膜、半月板，清除和剥除软骨。妇产科动力系统主要用于子宫肌瘤等实质组织的粉碎，以便于从腔镜戳卡内取出。五官科磨钻系统主要由磨钻组件和磨钻头组成，与其他动力系统不同的是，主机会自带一个微型水泵，在磨钻工作中减少因机械摩擦造成的局部热损伤。

（六）射频消融系统

射频消融系统（图4-2-20）用于膝、肩、踝、肘、腕和臀的骨科和关节镜手术。可通过刨削刀片进行骨和软组织的磨蚀、切除清创和取出操作，同时还可消融并凝固软组织，切除、消融和凝固撕裂的膝软骨组织，也可以进行肩峰下间隙减压术及切除关节的滑膜组织。

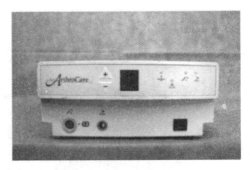

图 4-2-20　射频消融系统

（七）碎石系统

碎石机（图4-2-21）是应用于临床泌尿外科的碎石系统。该系统包括气压弹道碎石系统和超声波碎石系统，主要由主机、手柄、碎石针鞘和探针组成。气压弹道碎石系统主要靠金属探针的机械运动破碎结石，其能量转换无须电能，很少产生热量，对周围组织无损伤，具有手术时间短、简单、安全、高效等特点。超声碎石是利用电能转变声波，声波在超声转换器内产生机械振动能，通过超声电极传递到超声探针上，使其顶端发生纵向振动，当与坚硬的结石接触时产生碎石效应。超声波碎石安全性大，结石碎片可由吸引器吸出，视野清晰，对组织不造成损伤，但碎石力较小，对水草酸钙结石效果差。气压弹道碎石系统和超声波碎石系统有不同的能量调节，根据手术需要调节安全范围。碎石探针也有多种型号可供选择。

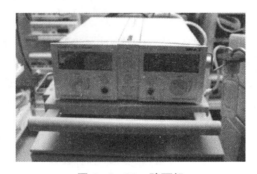

图 4-2-21　碎石机

五、冲洗吸引系统

冲洗吸引系统包括正压冲洗和普通冲洗。有些腔镜手术在空腔器官中完成，如膀胱、输尿管等，为了将器官支撑起来，以有足够的手术空间，主要采用滚动挤压泵和感应膜产生压力将灌流液泵入器官中，使器官有足够的手术空间。普通的冲洗系统由全自动冲洗泵、冲洗瓶、冲洗管和冲洗头组成。冲洗头装有两个阀门，以控制冲洗和吸引。主要的冲洗液有0.9％氯化钠溶液、5％葡萄糖溶液、5％甘露醇溶液。冲洗泵如图4-2-22所示。

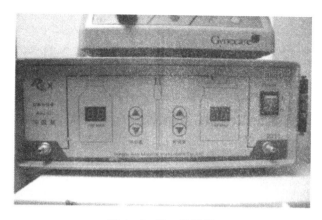

图4-2-22 冲洗泵

六、图像传输和保存系统

图像传输和保存系统（图4-2-23）是现代腔镜手术必不可少的设备之一。保存的图像系统由一台电脑主机（摄像软件）和一台监视器组成，通过视频线将电脑主机和摄像主机连接，保存的图像可以作为法律依据，也可作为教学视频，现在主要是保存在电脑的硬盘上。

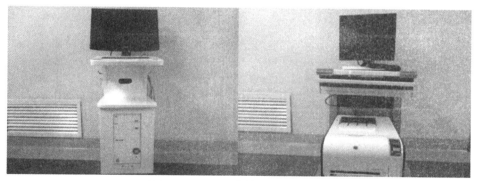

图4-2-23 图像传输和保存系统

第二节 常用腔镜器械

腔镜器械是开展腔镜手术必不可少的工具，腔镜手术的成功与否与此有很大的关系。腔镜器械代替了常规的手术器械和医生的手，通过狭小的戳卡放入细长的腔镜器械，在体腔内完成手术操作。腔镜器械正确的组装和拆卸、良好的保养和维护、程序化的操作和配合是腔镜专科护士必备的操作技能和素质。

一、基础腔镜器械

（一）气腹针

气腹针（图 4－2－24）是建立气腹空间的器械，通常有长度 100mm、120mm 和 140mm，直径 2～3mm 的规格。气腹针头端尖锐，内芯圆钝并有通气侧孔，可以通气、通水，内芯有弹簧装置，在刺破腹白线和腹膜时，此内芯先刺入腹腔，不会直接损伤腹部器官。

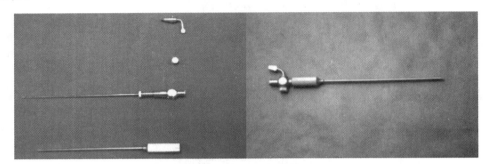

图 4－2－24　气腹针

（二）戳卡

戳卡（图 4－2－25）（穿刺器，trocar）是腔镜镜头或操作器械的通道，通常有长度为 95mm，直径为 5mm、10mm、12mm、15mm 的规格，分为内芯（图 4－2－26）和外鞘（图 4－2－27）。戳卡类型较多，有十字密封、十字密封带保护、弹簧翻盖式、磁性带球阀或片阀、磁性带保护或转换器等多种，以上几种多用于腹部手术。胸科手术的戳卡多为螺旋杆式，长度为 65mm。戳卡末端有密封帽，以防止在操作时漏气。由于戳卡规格不同，还需要使用转换器（图 4－2－28）。

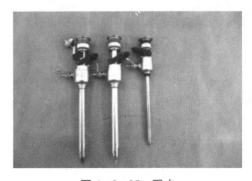

图 4－2－25　戳卡

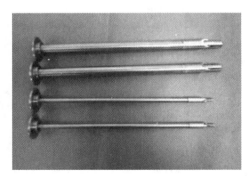

图 4－2－26　戳卡内芯

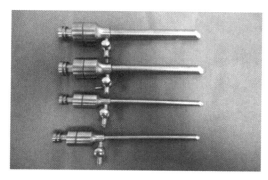

图 4-2-27　戳卡外鞘

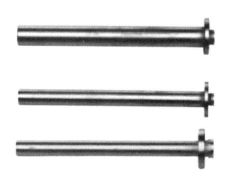

图 4-2-28　转换器

（三）腔镜手术钳

腔镜手术钳有多种功能，主要由手柄、外套管、操作内芯组成（图 4-2-29）。其易拆卸、易清洗，更换便捷，可 360°旋转，有多种内芯和手柄，可根据手术医生的习惯和手术需要进行搭配，采用高温高压灭菌。

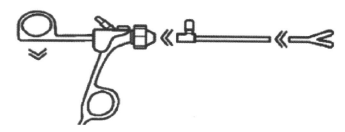

图 4-2-29　腔镜手术钳的组成

1. 手柄可分为金属手柄（图 4-2-30）和塑料手柄（图 4-2-31），带/无单极电凝接口、带/无锁齿等。

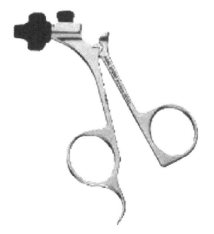

图 4-2-30　金属手柄

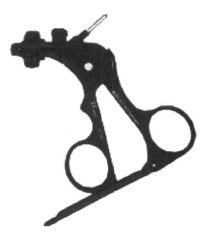

图 4-2-31　塑料手柄

2. 外套管如图4-2-32所示。

图4-2-32 外套管

3. 工作内芯形态可分为直、弯、带/无孔、带/无齿、单动/双动等。常用的有抓钳、分离钳等，常用规格为长度330mm、直径5mm。

（1）抓钳（图4-2-33）：主要用于抓取和牵拉组织。根据头端的长短可分为长抓钳和短抓钳。根据抓持面的纹理可分为无损伤抓钳和有损伤抓钳。种类主要有无损伤钝头钳、鼠牙抓钳和肠钳，还有重型抓钳、弹簧钳、鸭嘴钳、倒齿钳、系膜抓钳、器官固定钳、肺叶钳、卵圆钳等。

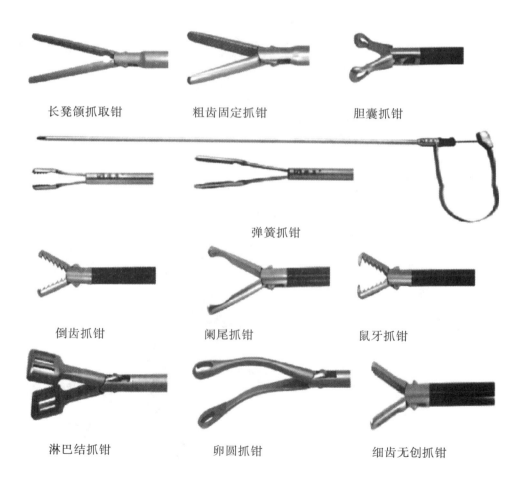

长凳颌抓取钳　　　　粗齿固定抓钳　　　　胆囊抓钳

弹簧抓钳

倒齿抓钳　　　　　阑尾抓钳　　　　　鼠牙抓钳

淋巴结抓钳　　　　卵圆抓钳　　　　细齿无创抓钳

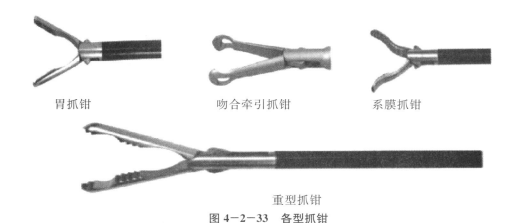

胃抓钳　　　　　　　吻合牵引抓钳　　　　　　系膜抓钳

重型抓钳

图 4-2-33　各型抓钳

（2）分离钳（图 4-2-34）：主要用于抓取和分离组织。分离钳分为直分离钳、弯分离钳和直角分离钳等。

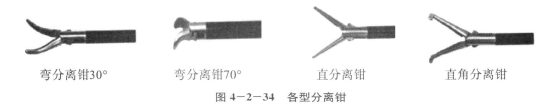

弯分离钳30°　　　　弯分离钳70°　　　　　直分离钳　　　　　直角分离钳

图 4-2-34　各型分离钳

（四）电凝手术器械

电凝手术器械可分为单极电凝钳、双极电凝钳和双极分离钳，常用的规格为长度330mm、直径 5mm。

1. 单极电凝钳（图 4-2-35）：用于电灼分离组织和创面止血，按其形状可分为电钩、电凝棒、电针和电铲等。不同形状电极电凝的用途和作用的组织也不同，最常用的是单极电钩。

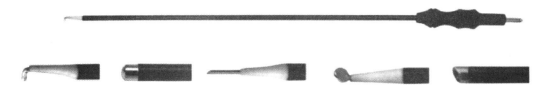

图 4-2-35　单极电凝钳

2. 双极电凝钳（图 4-2-36）：用于创面止血，在双极灼烧后需要用剪刀进行分离。双极电凝用于组织和小血管的灼烧分离，主要由中空电极芯、金属手柄和双极电凝线组成。

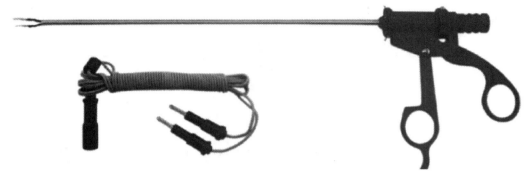

图 4-2-36 双极电凝钳

3.双极分离钳（图4-2-37）：用于分离组织和创面止血，既可以作为手术电凝器械，也可以作为手术分离钳使用。双极分离钳可分为单侧分离钳和双侧分离钳，主要由双极芯、塑料手柄和双极线组成。

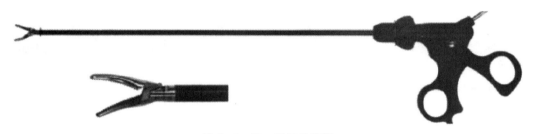

图 4-2-37 双极分离钳

电凝手术器械是腔镜手术止血器械，其主要作用是电灼分离组织，可以用于粘连器官表面的组织离断。其钳夹的组织少而薄，对器官损伤较轻，可以做一些精细的组织分离。

（五）腔镜剪刀

腔镜剪刀（图4-2-38）主要用于组织的锐性分离，常用规格为长度330mm、直径5mm，无血管的粘连组织可以用剪刀直接剪断。在双极电凝灼烧后，用剪刀直接剪断，或在血管钛夹钳夹闭后用剪刀直接剪断。其种类按闭合端可分为单动和双动剪刀，按照弧度可分为直剪和弯剪。

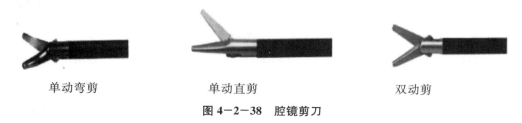

单动弯剪　　　　　　单动直剪　　　　　　双动剪
图 4-2-38 腔镜剪刀

（六）腔镜针持

腔镜针持（图4－2－39）用于术中组织的缝合，常用规格为长度330mm、直径5mm。根据头部的形状可分为直持和弯持，根据头端的粗细可分为粗头和细头，根据尾端形状可分为A型和V型，根据复位性可分为自动复位型和复位夹线型。

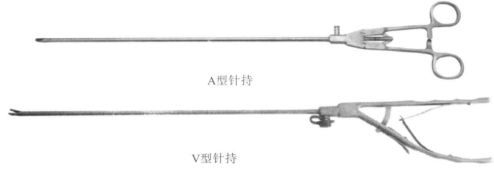

A型针持

V型针持

图4－2－39　腔镜针持

（七）腔镜冲吸器

腔镜冲吸器（图4－2－40）主要用于术中吸引和冲洗。常用规格是长度330mm，直径5mm和10mm。腔镜冲吸器有三通式和按钮式。

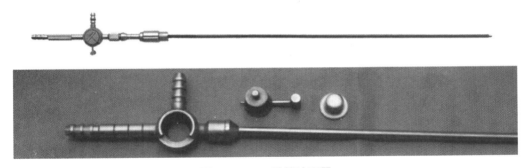

图4－2－40　腔镜冲吸器

（八）血管夹闭器械

血管夹闭器械（图4－2－41）常用的是钛夹钳、施夹钳和可吸收夹钳。其主要用于夹闭血管、胆囊管、输尿管或其他一些组织。根据大小不同，可分为大号、中号和小号的夹子，针对不同粗细的血管和组织使用的夹也不一样。

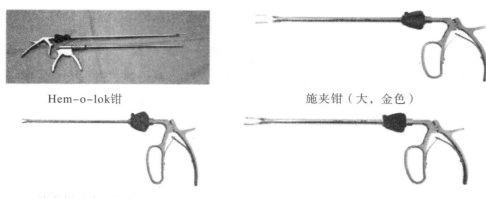

Hem-o-lok钳   施夹钳（大，金色）

施夹钳（小，绿色）   施夹钳（中，紫色）

图4-2-41 血管夹闭器械

（九）取石钳

取石钳（图4-2-42）主要用于胆管取石、小标本和多余脂肪组织的夹取。

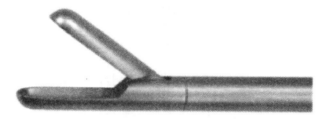

图4-2-42 取石钳

（十）异物钳和活检钳

异物钳和活检钳（图4-2-43）主要用于泌尿道腔镜（膀胱镜、输尿管镜）手术中夹取异物和组织活检。

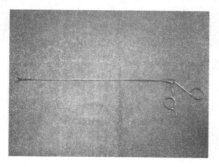

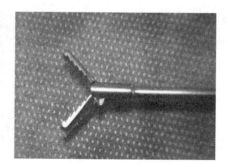

异物钳   活检钳

图4-2-43 异物钳和活检钳

（十一）经皮肾镜器械

经皮肾镜器械主要用于经皮肾镜取石手术，由经皮肾镜镜头（图4-2-44）、套筒

（图4-2-45）、闭孔器（图4-2-46）、导针（图4-2-47）组成。

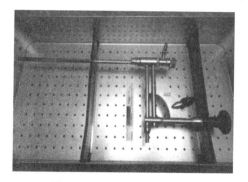

图4-2-44 经皮肾镜镜头

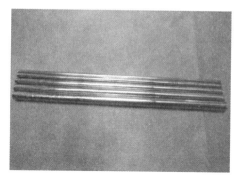

图4-2-45 套筒

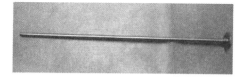

图4-2-46 闭孔器

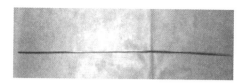

图4-2-47 导针

（十二）输尿管镜

输尿管镜如图4-2-48所示。

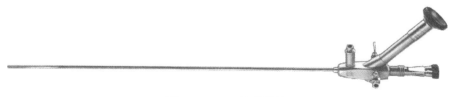

图4-2-48 输尿管镜

（十三）膀胱镜

膀胱镜组件如图4-2-49所示。

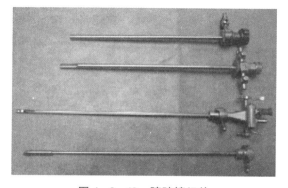

图4-2-49 膀胱镜组件

（十四）前列腺电切镜

前列腺电切镜如图 4-2-50 所示。

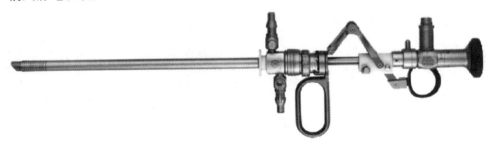

图 4-2-50　前列腺电切镜

以上介绍的是腔镜手术的常用器械，是腔镜手术基本的器械配置，在常规腔镜手术中均会使用到。

二、特殊腔镜器械

特殊腔镜器械是相对于基础腔镜器械而言的，不同的手术方式和手术部位使用的器械有所不同，有些特殊的器械在整个手术过程中只用到一两次，或仅在关键的手术步骤中使用，或在特殊的解剖部位使用，抑或是在某个术式必须要用到而其他手术则不需要。随着制作工艺的进步，一些个性化的器械被开发制造并应用于临床，受到了手术医生的一致好评。下面我们介绍几种特殊腔镜器械。

（一）扇形钳

扇形钳（图 4-2-51）主要用于暴露术野和牵拉组织。头端可以成扇状散开并能折弯 30°，一般有三叶钳和可折弯五叶钳，常用规格为长度 330，直径 5mm 和 10mm。

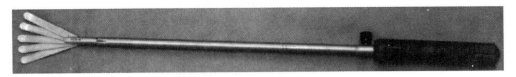

图 4-2-51　扇形钳

（二）金手指

金手指（图 4-2-52）多用于胃绑带手术。

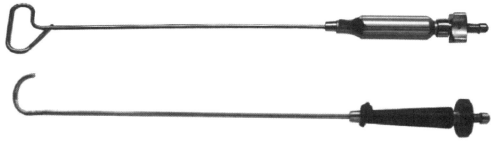

图 4-2-52 金手指

（三）可折弯器械

可折弯的腔镜器械除了常规腹腔镜手术器械的所有功能外，还增加了头部、尾部可折弯，钳芯和钳柄可单独旋转的功能。可折弯器械如图 4-2-53 所示。

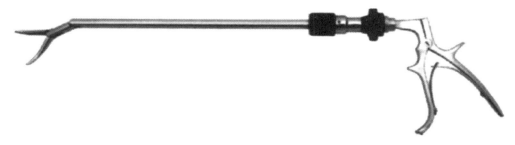

图 4-2-53 可折弯器械

（四）单孔腔镜器械

单孔腔镜手术是通过单一的操作孔进行手术操作，由于其创口单一，越来越受到患者的欢迎和医护人员的认可。单孔腔镜手术在操作原理上和普通的腔镜手术并无太大的区别。单孔腔镜器械如图 4-2-54 所示。

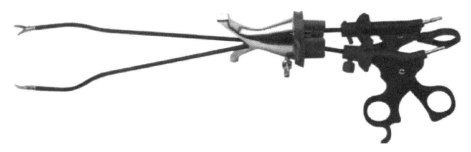

图 4-2-54 单孔腔镜器械

（五）加长型腔镜器械

加长型腔镜器械多用于过于肥胖、病变所处位置较深、普通腔镜器械难以达到的

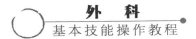

手术。

（六）甲状腺分离器、专用拉钩

甲状腺分离器、专用拉钩（图4-2-55）主要用于腔镜下甲状腺手术。

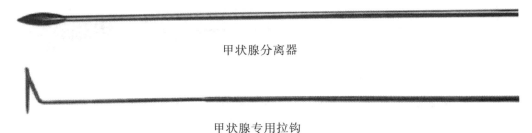

甲状腺分离器

甲状腺专用拉钩

图4-2-55 甲状腺分离器和甲状腺专用拉钩

（七）直咬式碎石镜

直咬式碎石镜（图4-2-56）主要用于膀胱内结石较大、不易排出者。

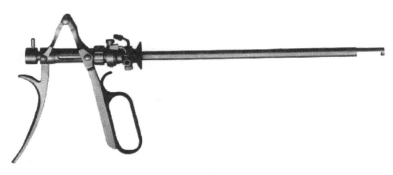

图4-2-56 直咬式碎石镜

（八）椎间孔镜器械

椎间孔镜器械主要用于脊柱病变的微创手术治疗。

（九）输尿管软镜系统

输尿管软镜系统主要用于较高输尿管部位的病变以及肾脏病变、硬式镜难以达到的手术。

（十）血管阻断钳（哈巴狗钳）

血管阻断钳（哈巴狗钳）（图4-2-57）主要用于临时阻断血管。

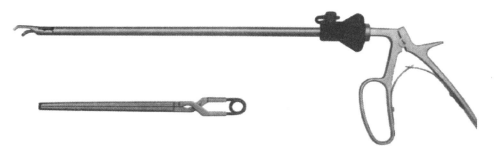

图 4-2-57 哈巴狗钳

三、一次性腔镜器械

随着经济的发展和制作工艺的提高，一次性腔镜器械的使用频率逐渐增加。此外，为防止交叉感染，对一些血源性病原体阳性的患者也要求使用一次性腔镜器械。

一次性腔镜器械：一次性使用的气腹针（图 4-2-58），头端由塑料制成；一次性戳卡（图 4-2-58），由塑料制成；一次性腔镜钳；一次性带电钩冲洗器；一次性取物袋；腔镜用切割闭合器；连发钛夹；可折返缝合器；亲水涂层导丝；斑马导丝；D-J管；海马管；手助腔镜用蓝碟；可吸收锚钉；一次性切口牵开固定器等。

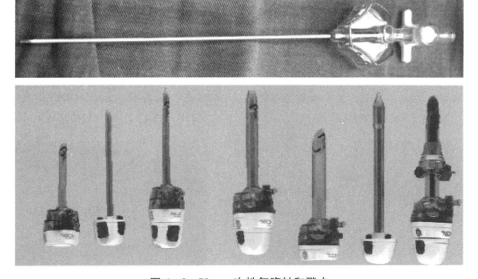

图 4-2-58 一次性气腹针和戳卡

第三节 腔镜仪器设备和器械的操作与注意事项

腔镜系统是多个学科技术的组合，腔镜设备的完好状况是腔镜手术的必备条件之一。学习和掌握腔镜设备各系统的操作流程和注意事项是非常有必要的。

一、摄像系统

（一）操作流程

1. 检查腔镜台车上的摄像主机、监视器、视频线是否正常连接，保证连接处无松动、无脱落。

2. 连接电源，开机检查摄像主机和监视器，如监视器有彩色条则为正常（图4-2-59），确认后关机。

3. 巡回护士准备无菌镜头、摄像头（如摄像头非无菌时需准备腔镜套）。

4. 巡回护士打开无菌镜头、摄像头包装，由器械护士拿取，放置于无菌台上。

5. 器械护士检查腔镜镜头，目视检查（图4-2-60）图像，确认腔镜镜头无划痕，图像清晰、无暗影。在检查后用棉垫轻轻擦拭无菌镜头目镜端并连接摄像头。如摄像头非无菌，将镜头头端放置于腔镜套内（图4-2-61），由巡回护士协助连接摄像头（图4-2-62）。

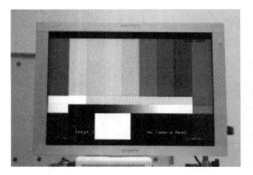

图4-2-59　彩色视频条

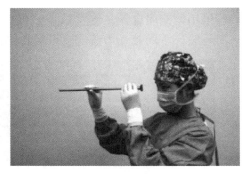

图4-2-60　目视检查

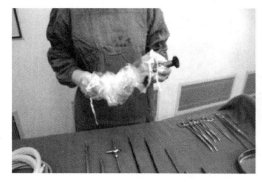

图4-2-61　放置腔镜套内

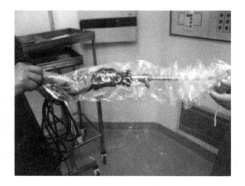

图4-2-62　连接摄像头

6. 巡回护士正确连接摄像主机后开机（图4-2-63），由器械护士调节焦距和白平衡。

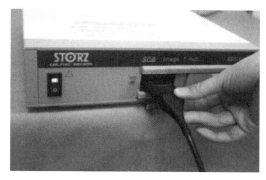

图 4-2-63　连接摄像主机后开机

7. 手术结束后，先关闭摄像主机电源，再断开摄像头和摄像主机的连接，常规妥善整理摄像系统。

（二）流程图

流程图如图 4-2-64 所示。

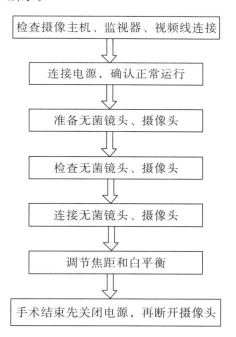

检查摄像主机、监视器、视频线连接

↓

连接电源，确认正常运行

↓

准备无菌镜头、摄像头

↓

检查无菌镜头、摄像头

↓

连接无菌镜头、摄像头

↓

调节焦距和白平衡

↓

手术结束先关闭电源，再断开摄像头

图 4-2-64　摄像系统流程

（三）注意事项

1. 在操作之前务必对主机功能进行测试。
2. 在连接前检查腔镜镜头端、目镜端和光源连接口有无污物。
3. 检查腔镜镜头有无划痕，目视检查图像有无模糊、暗影。
4. 检查腔镜镜头是否能插入相匹配的主机戳卡内。

5. 腔镜镜头的消毒灭菌、储存须放置在专业消毒盒内并牢靠固定，防止腔镜头与盒体发生碰撞和摩擦。

6. 摄像头须与摄像主机的品牌、型号相匹配，不得将不同品牌、型号的摄像头与摄像主机连接使用。

7. 摄像头与摄像主机连接和分离时，需要在断开电源的情况下进行。

8. 腔镜镜头和摄像头数据线在使用时要防止相互碰撞，同时防止数据线打折。在清洗、消毒灭菌、储存时要保持摄像头数据线环形盘绕（盘绕时要大于一个手掌的面积）。

9. 镜头和摄像头按照说明书要求选择合适的消毒方法。

10. 摄像主机需放置在湿度合适的专用房间内。

二、光源系统

（一）操作流程

1. 检查腔镜台车上的光源主机，确认光源主机和光源线匹配。

2. 巡回护士准备无菌光源线（如光源线非无菌，则需准备腔镜套）。

3. 巡回护士打开无菌光源线包装，由器械护士拿取，放置于无菌台上。

4. 器械护士再次确认光源线接头与腔镜镜头是否能正常连接（图4-2-65）。如不能连接，则需选择合适的转接头（图4-2-66）。

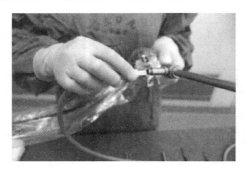
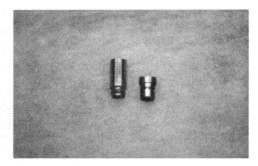

图4-2-65　连接光源线　　　　　　　　图4-2-66　转接头

5. 巡回护士连接光源线和光源主机，确认将亮度开关调置在最低处（图4-2-67），镜头进入体腔前可不必开机。如光源线非无菌，则应将光源线尾端放置于腔镜套内，由巡回护士协助与光源主机连接。

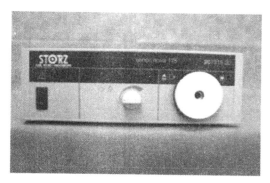

图4-2-67　亮度开关调置最低

6. 巡回护士应根据手术需要调节光源亮度。

7. 手术结束后，应先将亮度开关调至最低再关机，断开电源，拔出光源线。

（二）流程图

流程图如图4-2-68所示。

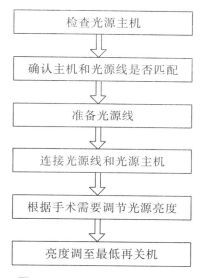

图4-2-68　光源系统操作流程

（三）注意事项

1. 在操作之前务必对主机的功能进行测试。

2. 检查光源线的外部套管是否有破溃。

3. 确认光源主机与光源线的品牌和型号是否匹配，检查光源线和镜头连接处是否匹配，如不相符，则应选择合适的转接头。

4. 在开机时应确认光源主机的亮度开关是否调至最低。

5. 光源主机在工作时会产生大量的热量，应注意光源主机通风处是否通畅，同时注意避免长时间照射同一部位，防止镜头过热，烫伤患者和医护人员。

6. 注意光源主机灯泡的使用寿命，在警示灯亮时要准备备用灯泡，更换灯泡时要注意待灯泡充分冷却后再更换，以免烫伤。

7. 光源机具有安全关闭功能，如光源机中的组件热量过大，光源机会自动暂时关闭灯泡，此时应等到冷却后再开机（放置在通风处一般不会自动关闭）。

8. 手术结束后，应将亮度开关调至最低后再关机。

9. 关闭光源主机 10~15 分钟，不宜再重新开机。

10. 清洁光源线时，要等光源线充分冷却后再进行，宜用湿纱布擦拭，避免直接用水冲洗。

11. 连接和拔出光源线时，紧握头端，不能紧扯光源线，清洗后环形盘绕，盘绕时要大于一手掌面积（图 4-2-69）。

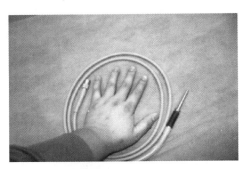

图 4-2-69　直径大于手掌

三、气腹系统

（一）操作流程

1. 检查腔镜台车上的气腹机性能。

2. 由巡回护士连接高压连接管（图 4-2-70）。若为中心供气，则将其直接连接在墙壁管路接口上；若为用钢瓶供气，则将其直接与钢瓶连接。调节减压表。

3. 连接电源，打开气腹机开关，让气腹机进行自检。

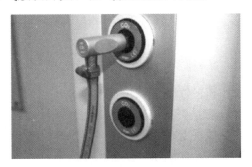

图 4-2-70　连接中心二氧化碳接口

4. 调节气腹参数。

5. 由器械护士将无菌气腹管递给巡回护士，由巡回护士将其连接到气腹机上（图4-2-71）。

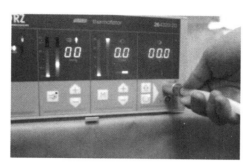

图4-2-71　连接气腹管

6. 在医生确认气腹针已在腹腔内后，巡回护士按右下角的"O"键，先低流量给气，以1~2L/min为宜，进入约2L后，如患者无不良反应，再给予中流量或高流量。

7. 手术结束后，先拔出高压气管和气腹管，待15s后再关闭电源，使气腹机排尽余气。

（二）流程图

流程图如图4-2-72所示。

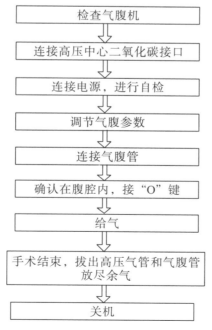

图4-2-72　气腹系统操作流程

（三）注意事项

1. 操作之前务必对主机功能进行测试。

2. 务必使用医用的二氧化碳气体。

3. 确保气腹管与气腹机紧密连接。

4. 给气前务必确认气腹针在腹腔内。

5. 严格按照操作规程给气，不得私自调节气腹参数。一般成人气腹压力应为12～15mmHg，儿童气腹压力不超过 12 mmHg，婴幼儿气腹压力不超过 8 mmHg。

6. 初次给气时，应低流量给气，流速为1～2L/min，如患者无不良反应，再给予中流量或高流量，流速为12～15L/min。

7. 使用过程中监测气腹压力，如遇到故障及时排除。

8. 手术结束后，先拔出高压气管和气腹管放尽余气，避免机器长时间处于高压状态，降低其使用寿命。

四、能量系统

（一）高频电刀

1. 操作流程。

（1）检查腔镜台车上的高频电刀性能。

（2）连接电源，连接负极板和单极或双极。

（3）将负极板粘贴在患者身体肌肉丰富的部位和大血管流经处（图4－2－73）。

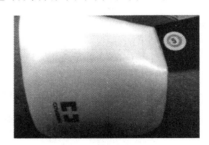

图 4－2－73　粘贴负极板

（4）检查负极板指示灯是否为绿色，若为红色，则检查负极板。

（5）根据需要调节高频电刀的模式和功率。

（6）在使用前检查单极或双极。

（7）术中应根据需要随时调节功率大小。

（8）手术结束后，先关闭电源，再拔下单极或双极。

2. 流程图如图4－2－74所示。

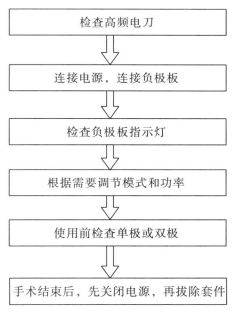

图 4—2—74　高频电刀操作流程

3. 注意事项。

（1）一次性单极或双极不得重复使用。

（2）检查负极板的规格，儿童患者使用专用的负极板。

（3）负极板要粘贴在肌肉丰富的部位和大血管流经处，不得渗入液体，不得粘贴在皮肤溃烂处、骨隆突处、瘢痕处、毛发丰富和金属植入物处。

（4）使用双极时应连接好脚踏，放置于主刀医生位置。

（5）不得将工作提示音调至最低。

（二）等离子机

1. 操作流程。

（1）检查腔镜台车上的等离子机性能。

（2）巡回护士将脚踏放置于主刀医生一侧。

（3）连接电源，开机自检（图 4—2—75），"POWER"指示灯亮为正常，若"WARNING"灯亮则提示报警。

（4）巡回护士按"SELECT"键，系统会自动返回到上一次使用时所设定的参数（或按"MEMORY"记忆键，选择不同挡位所设定的参数）（图 4—2—76）。

（5）按"FOOT SWITCH SELECT"转化成脚踏模式（图 4—2—77）。

（6）连接双极或电切单极。

（7）术中应根据需要随时调节功率大小。

（8）手术结束后，应先关闭电源，再拔下单极或双极。

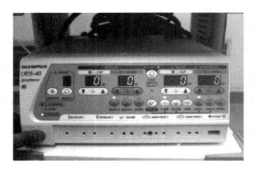

图 4-2-75　开机自检

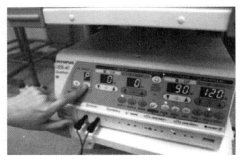

图 4-2-76　调节参数

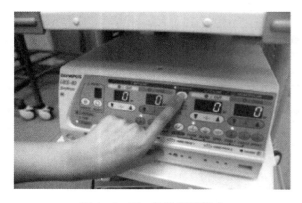

图 4-2-77　转换脚踏模式

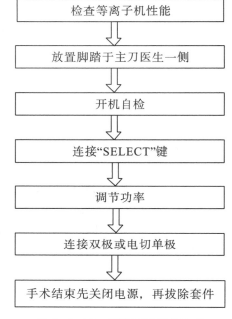

检查等离子机性能

放置脚踏于主刀医生一侧

开机自检

连接"SELECT"键

调节功率

连接双极或电切单极

手术结束先关闭电源，再拔除套件

图 4-2-78　等离子机操作流程

2. 流程图如图 4-2-78 所示。

3. 注意事项。

（1）等离子机放置于较高处，防止液体溅到或直接滴到主机上。

（2）脚踏在使用前应放置在高处（放在脚蹬上）或用塑料袋等防水装置包裹，防止血液或电切液污染或渗透，导致漏电。

（3）操作时，电切刀头应与镜头保持一定距离，防止切割时灼烧镜头。

（三）超声刀

1. 操作流程。

（1）检查台机上超声刀主机性能。

（2）准备无菌的超声刀头、超声刀手柄、扳手。

（3）连接脚踏，放置在主刀医生一侧。

（4）连接电源，开机自检（图4-2-79），"STAND-BY"指示灯亮（图4-2-80），按此键（图4-2-81），"READY"指示灯亮，再点击手控键（图4-2-82）。

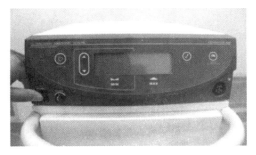

图4-2-79　开机自检

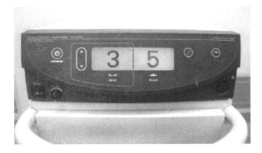

图4-2-80　"STAND-BY"指示灯亮

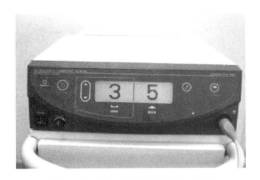

图4-2-81　按"STAND-BY"

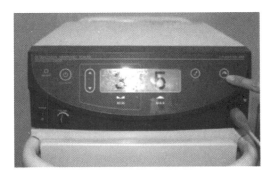

图4-2-82　点击手控键

（5）连接超声刀头，器械护士一手在上持超声刀头，一手在下持超声刀手柄，垂直于地面，顺时针旋转，再用扳手加力旋转，听见"咔咔"两声后，表明刀头已固定好（图4-2-83）。

（6）器械护士使超声刀头端手柄线留有足够长度，并将尾端递给巡回护士，巡回护士将其连接在超声刀上。器械护士手持超声刀头，钳嘴张开，击发受控开关或脚踏开关，主机发出急促的检测音，约5秒后发出缓慢的提示音，表示检测通过，可正常使用。

（7）手术结束后，先关闭电源，卸下超声刀头，拔出手柄线。

2.流程图如图4-2-84所示。

3.注意事项。

（1）在组装超声刀头时，一定要保持刀头和手柄与地面垂直。

（2）超声刀头有异物时，应将超声刀头全部浸在生理盐水里，保持刀头张开，再击发开关，进行自动清洗。

（3）操作过程中，应避免夹持金属物、骨头和较厚组织。

（4）超声刀在开机状态下应与其他设备相隔1m以上的距离。

（5）在测试超声刀头时，钳端一定要张开，不能夹闭。

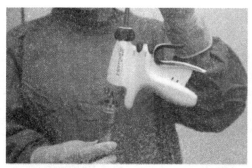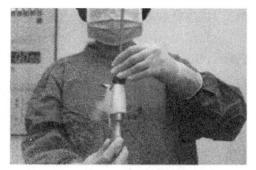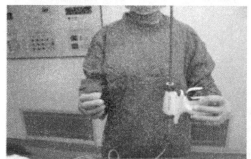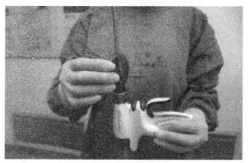

图4-2-83 超声刀的组装

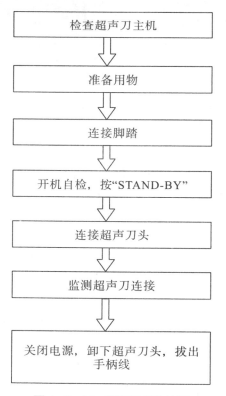

检查超声刀主机

准备用物

连接脚踏

开机自检，按"STAND-BY"

连接超声刀头

监测超声刀连接

关闭电源，卸下超声刀头，拔出
手柄线

图4-2-84 超声刀操作流程

（6）超声刀和手柄线务必使用低温等离子灭菌器灭菌。

（7）超声刀柄较长，在固定时应留有充足的长度。

（8）术中如需要更换超声刀头，须重新检测是否固定紧密。

（四）结扎束血管闭合系统（LigaSure）

1. 操作流程。

（1）放置主机在合适的位置。

（2）检查 LigaSure 主机性能。

（3）连接脚踏，放置在主刀医生一侧。

（4）连接电源，开机自检（图4-2-85）。

（5）巡回护士连接主机，连接端颜色和主机端颜色相同方可连接（图4-2-86）。

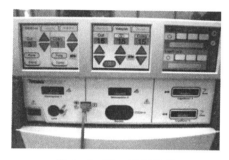
图4-2-85 开机自检

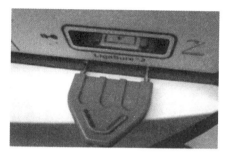
图4-2-86 连接主机

（6）连接后显示的功率为上一次的功率，一般不需要调节功率。

（7）手术结束后，先关闭电源，再拔出插头。

2. 流程图如图4-2-87所示。

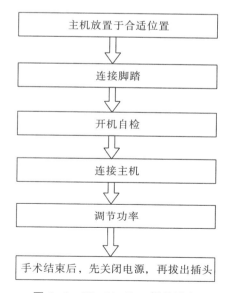

图4-2-87 LigaSure 操作流程

3. 注意事项。

（1）在连接主机时，须与主机上相同颜色的接口连接。

（2）使用前确定使用的工作频率。

（3）在操作过程中应保持刀头清洁。

（4）清洗刀头时，需用毛刷轻拭刀头的结痂。

（5）清洗后用丝线将刀头处捆扎住。

（6）刀头只可用低温等离子消毒机进行灭菌。

（7）LigaSure 未夹住组织时不可激发，以免损坏刀头。

（五）骨科刨削系统

1. 操作流程。

（1）检查台机上动力刨削主机的性能。

（2）连接脚踏，放置于主刀医生一侧。

（3）连接电源，开机自检（图4－2－88）。

（4）主机与动力刨削手柄线连接（图4－2－89）。

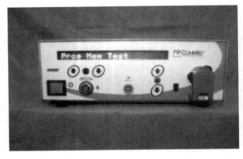
图4－2－88　开机自检

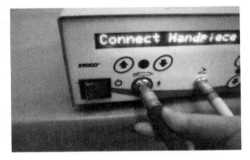
图4－2－89　连接刨削手柄线

（5）器械护士连接刨削刀头与刨削手柄（图4－2－90）。

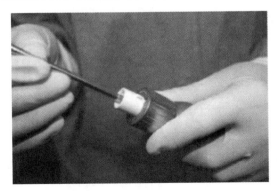
图4－2－90　连接刨削手柄

（6）在使用前调节转速为 1500～3000r/min。

（7）手术结束后，先拔出刨削刀头（刨削刀头为一次性使用，使用后放置于利器盒内），再拔出刨削线。

2. 流程图如图 4-2-91 所示。

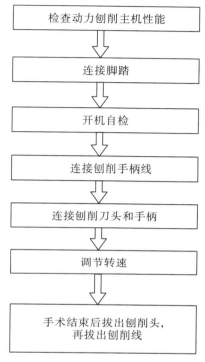

图 4-2-91　骨科刨削系统操作流程

3. 注意事项。

（1）脚踏须用防水装置包裹，防止盐水浸湿。

（2）转速不可随意调节，应根据使用的部位进行调节。

（3）在安装刀头时，刀头的开口须和手柄开关的位置相一致。

（4）在清洗时禁止将刨削手柄放置在清水中浸泡，应用湿纱布轻轻擦拭，再用高压气枪吹干，以防止水进入刨削手柄内，损坏电机。

（5）刨削手柄应采用低温等离子灭菌器进行灭菌。

（六）射频消融系统

1. 操作流程。

（1）检查台机上射频主机的性能。

（2）正确连接脚踏，放置于主刀医生一侧。

（3）连接电源，开机自检备用（图 4-2-92）。

（4）巡回护士准备无菌射频线和射频刀头。

（5）正确连接射频线于射频主机上（图 4-2-93），调节射频参数（图 4-2-94）。

（6）手术结束后，先关闭电源，再拔出射频线和射频刀头。

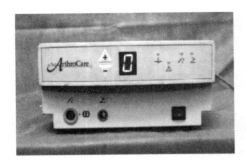

图4-2-92 开机自检

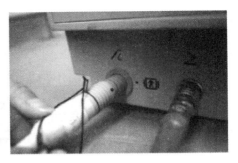

图4-2-93 连接射频线

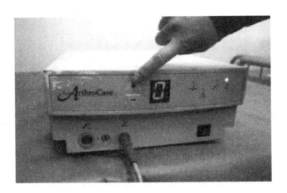

图4-2-94 调节射频参数

2. 流程图如图4-2-95所示。

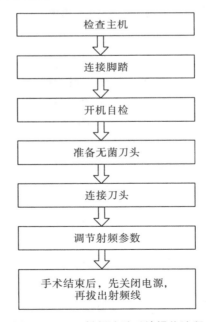

图4-2-95 射频消融系统操作流程

3. 注意事项。

（1）使用射频消融系统时，脚踏须用防水装置包裹，防止冲洗液渗入脚踏内，导致机器短路。

（2）使用射频线的时候需分清两端接口，防止接错。

（3）禁止私自调节射频的能量参数。

（4）射频线应采用低温等离子灭菌器进行灭菌。

（七）碎石系统

1. 操作流程。

（1）检查主机性能。

（2）连接电源，连接脚踏放置于主刀医生一侧。

（3）巡回护士准备碎石手柄、碎石探针、探针鞘、无菌腔镜套，并开启包装。

（4）巡回护士与手术医生一道连接碎石探针。

（5）巡回护士打开电源开关、气压开关或超声开关。

（6）术者踩脚踏即可碎石。

（7）手术结束时，分离碎石手柄和碎石探针，妥善放置。

2. 流程图如图 4−2−96 所示。

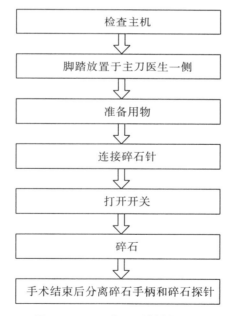

图 4−2−96 碎石系统操作流程

3. 注意事项。

（1）每次使用后，必须放尽所有的余气。

（2）碎石针容易折断，应单独放置。

五、全套腔镜设备的使用和注意事项

腔镜手术的成功开展一方面依靠医护人员良好的技术，另一方面有赖于腔镜设备各系统良好的工作状况，只有腔镜设备各系统发挥应有的作用，腔镜手术才可以顺利地开展。如何操作和维护成套的腔镜设备，是护理人员必须熟练掌握的一项技术。常用的腔镜手术全套设备（以腹腔镜为例）主要由摄像系统、光源系统、气腹系统（胸腔镜和关节镜没有气腹系统）、能量系统、图像传输和保存系统等部分组成（图4-2-97）。在学习了每个系统的使用方法、流程和注意事项后，操作全套的腔镜设备就会变得得心应手。

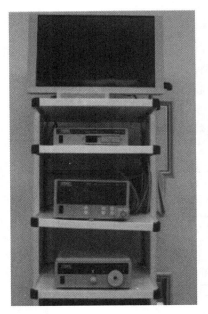
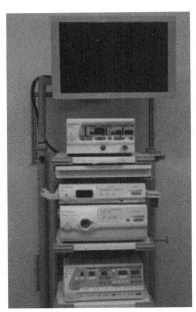

图4-2-97　成套的腔镜设备

（一）开机与组装

1. 开机操作流程。

（1）巡回护士在术前应准备好腔镜设备，检查台机上各系统的设备数量是否齐全，性能是否完好，并根据手术医生的要求，备超声刀和能量平台。

（2）巡回护士应检测腔镜手术所需要的高温和低温器械。

（3）应按照使用要求，将台机放置在合适的位置，如腹腔镜胆囊切除手术，则应将台机放置在患者的右上侧（台机的位置还可以按照术者的习惯放置）。

（4）将台机放置于合适位置后，连接电源和气源。

（5）打开各设备，确认设备处于正常状态，然后关机备用。

（6）正确地连接各设备，巡回护士与器械护士配合套好无菌腔镜套，按顺序正确连接各系统的设备线，将超声刀、LigaSure、高频电刀等能量系统开机，选择合适的工作

模式和输出频率。

（7）在手术开始时，在成功建立气腹后，应依次打开监视器、摄像主机和光源，并根据需要调节白平衡。

（8）巡回护士在术中应根据手术需要调节各设备系统的参数。

2. 流程图如图 4-2-98 所示。

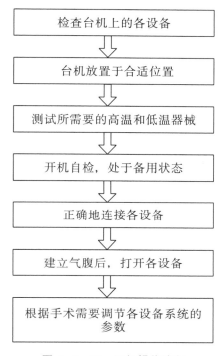

图 4-2-98 开机操作流程

3. 注意事项。

（1）术前应提前备好腔镜台机设备，并确认设备状态正常。

（2）接患者前或接台手术时需再次确认腔镜设备各系统状态正常。

（3）备好备用的零部件，如光源机的灯泡等。

（4）应根据手术要求调节好各系统设备的参数，其他人员不得私自调节。

（二）术中安全操作

手术中确保腔镜设备的安全使用，是手术安全管理的重要工作之一。严格细致的规章制度、正确规范的操作流程是安全管理的必要条件。腔镜设备除专业技术故障外，其他管理工作均属于腔镜专科护士的工作范畴，腔镜设备术中安全操作，对患者、医生、护士和医院都是极为重要的。

1. 用电安全是社会所有行业所面临的一个重要的安全问题，对医院手术室来说也是一项重要的安全管理工作。虽然所有手术均存在用电的风险，但对于腔镜手术用电安全的要求尤为严格。腔镜外科等电外科可以衍生以下安全隐患，如电击伤、线缆超负荷、火灾/爆炸、电灼伤/烧伤等。

（1）电击伤：患者和手术医生均可能发生电击伤。手术过程中不要将打湿的器械连接到仪器设备上，应确保所有器械和转接插头连接正确，而且任何连接点上均无暴露的金属部分。手术前应确认各设备功率设定值是否正确。如果不知道正确的功率设定值，应将功率调到低设定值，然后小心增加其功率，直至能达到期望的效果。如果需要增加功率设定值，在调节功率设定值之前要检查患者回路电极板及所有器械的连接情况。患者不得与接地的金属物（如外科手框架、器械台等）直接接触。如果在某些手术中（如使用非绝缘头架的场合）无法避免这一点，则应格外注意，以最大限度地保障患者的安全。对于患者来说，最重要的是器械和设备直接接触他们，在使用前器械护士一定要认真检查使用的线缆有无破损，使金属导线裸露在外，以免仪器在激发时电击到患者。若电钩、超声刀等有包皮破口，就会直接电击到人体，对患者和医护人员的生命安全构成威胁。

（2）线缆超负荷：腔镜台机上各个系统的仪器设备在同时使用时所需要的电流就会增加，尤其是增加了输电电缆的工作负荷，容易导致线缆超负荷（这个问题在手术室设计最初就应该考虑到，目前一些老旧的手术室就会面临此类问题）。另外，电源连接线和电插板增多也会导致用电负荷增加，造成短路延误手术。

在手术时有时会用到冲洗液，在使用冲洗液时，由于使用人员的操作不当，导致冲洗液渗到主机内，在打开主机时会产生短路或爆炸等，或导致电路的保险丝烧断，延误手术。

（3）火灾/爆炸：某些设备在使用过程中会产生热量，使用的时间越长，产生的热量越多，然而腔镜手术的手术时间经常会延长，如果一些设备的散热孔被阻塞或封堵，热量容易蓄积，这样将直接造成设备损坏或者产生爆炸形成火灾。手术中应注意不要让激活的器械接近或接触可燃材料（如纱布或手术铺巾）。电外科器械不用时应放入保护套内或使之远离患者、手术人员及可燃材料。

与电外科手术相关的火花和发热都可能成为火源，纱布和海绵应保持潮湿。要让电外科电极远离可燃材料和富氧（O_2）环境。在富氧（O_2）环境中进行电外科手术会增加发生火灾的危险。因此，应采取措施降低手术部位的氧气（O_2）浓度，避免在人体腹腔（肠）内聚集自然产生的可燃气体。

（4）电灼伤/烧伤：不要将仪器的启动音调到人们听不见的程度，在能量系统输出能量时，启动音可引起手术人员的注意。激活电极的使用时间应当尽可能短，以减少意外烧伤的可能。在进行小视野手术和小切口手术的过程中，曾发生过意外烧伤事故。进行儿科手术及对小解剖结构施行手术时，可能需要减小功率的设定值。

在某些情况下，在皮肤相接触的部位（如臂与体侧之间）存在有异位烧伤的可能性。当电外科电流试图寻找通向患者回路电极板的通路（包括皮肤至皮肤的接触点）时，穿过皮肤至皮肤的小接触点的电流密度较大，可能引起烧伤。为减少异位烧伤的可能性，应避免皮肤至皮肤的接触点，例如，在摆放患者时，要避免其手指与腿部或膝盖与膝盖接触。将干纱布或毛巾等绝缘物放在接触点之间，避免发生接触。

断开电外科电流后，一定时间内电极头依然热得足以造成烧伤，电极的意外激活或激活的电极在视线之外移动，也会导致患者受伤。当将腹腔镜器械与金属套管一起使用时，可能会由于与电极的直接接触或射频电流的电容耦合作用使腹壁烧伤，如果能量系统在大功率下长时间工作，将在套管上感应出大电流，在这种情况下最有可能发生腹壁烧伤。因此要确保一次性使用及可重复使用的腹腔镜器械的绝缘性能完好无损。绝缘性能损坏会导致金属与金属意外发出火花、对神经肌肉的刺激以及对相邻组织意外发出火花。应注意在与其他器械接触时不要启动电极，否则可能会使组织意外受伤。应采用达到期望效果所需的最低功率设定值。让患者回路电极板尽可能靠近手术部位。总之，用电安全是腔镜手术安全管理的重中之重。

2. 用水安全也是腔镜手术安全管理的一项重要工作，此处所说的用水安全主要是指对所用冲洗液的安全管理工作。

（1）设备故障：在使用冲洗液时，应特别注意冲洗液的放置位置，冲洗液应尽量放置在主机的对侧。冲洗液如果悬挂在主机上，在更换时容易溅到主机上，如果冲洗液管道连接不紧密，液体会渗漏到主机上，导致主机过水短路，直接造成设备故障。此事故在许多医院都曾发生过（文献记载），因此我们要从中总结和吸取教训（图4-2-99）。

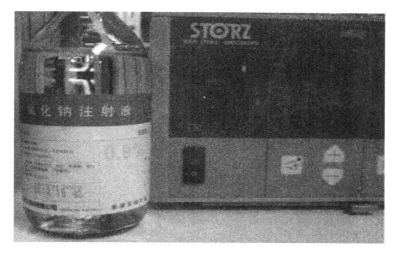

图4-2-99　生理盐水放到气腹机旁边

（2）生理损害：前列腺手术分为普通电切手术和等离子电切手术两种。常规普通电切手术使用5%甘露醇溶液，等离子电切手术使用0.9%氯化钠溶液，切记两者不可混淆使用。尤其值得注意的是，在使用甘露醇溶液冲洗时，甘露醇溶液可以通过切开的静脉被人体吸收，可导致血液循环的负担过重、心力衰竭或电解质紊乱，对那些有原发性肾或心、肺疾病的患者进行较长时间的前列腺手术时，此现象则尤为突出，容易发生事故。采用前列腺等离子电切手术的患者多为老年男性，因此在手术前要完善各项检查。

手术中使用冲洗液时，在没有防水装置的情况下，液体容易流溅到地面。假如患者为乙型肝炎病毒阳性或丙型肝炎病毒阳性，抑或艾滋病病毒阳性，那么医护人员在没有安全防护措施的保护下，容易导致血源性病原体的暴露和感染。

（三）关机与撤收

1. 手术结束后，先按下"STOP"键，再拔除中心二氧化碳插头，拔除气腹管，待气腹机内的余气放完，再关闭开关，拔除电源。

2. 将光源亮度调至最小，再关闭摄像主机、光源、监视器等。

3. 巡回护士拔除各种连接线后，应放置于平稳位置，避免手术结束后在整理敷料时将其包裹在敷料内。

4. 若为连台手术，应先将仪器设备妥善放置在靠墙处，进行清洁、消毒后备用。如果当日手术已全部结束，则应按照腔镜仪器设备清洁消毒标准操作规程对仪器设备进行处理，然后放置于仪器间内。

（四）成套腔镜设备的日常维护

组装成套的腔镜台机，要放置在专业的仪器储存间内，并且有专人进行管理。

1. 管理人员应根据腔镜设备的使用说明书，采用正确的方式予以清洁、消毒和灭菌。

2. 在使用前和使用后，应轻推放置，避免与其他物品碰撞。在使用后按照规定擦拭血迹和污物，予以清洁、消毒和灭菌，并放置在规定的位置。

3. 腔镜设备应各自分开放置，不能相互叠压，放置时应固定好，防止跌落或碰撞，造成器械的损坏。

4. 腔镜设备使用后，如短时间内不再使用，清洁、消毒和灭菌后可用专业的防尘包布覆盖。

5. 腔镜设备应贮存于相对湿度不超过80%、通风良好、无腐蚀性气体的房间内。

6. 腔镜设备发生故障时，必须请授权的专业维修技师对设备进行检验和维修。

7. 腔镜设备关机后的15分钟内不宜重启系统。

第四节　腔镜设备及器械的常见错误操作

腔镜仪器设备及器械是保障腔镜手术顺利进行的重要工具。在使用过程中应正确操作，使用后应妥善保养及维护，使其处于良好的状态。鉴于目前各医院腔镜仪器设备和器械的品牌和种类繁多，本节针对腔镜基础仪器设备及器械常见的错误操作进行了梳理和总结。

一、摄像系统常见错误操作

1. 腔镜镜头在使用时，由于外部环境的温度低于腹腔内的温度，在腔镜镜头植入腹腔时，温度差可导致镜头凝有水汽并附着在镜头上，使成像模糊，影响手术操作。对此，有些术者要求用温热的灭菌注射用水（温度在 40～50℃）浸泡镜头，护士在选择盛水的器具时，可采用保温杯，将镜头浸泡在保温杯内，此时容易将镜头贴在保温杯口壁，使镜头鞘产生摩擦、出现划痕。此外，在浸泡时将镜头端贴近保温杯底端，也容易划坏镜头面，浸泡的水温过高也会导致镜头损坏。

2. 腔镜镜头外部有金属外鞘，内部由石英镜导光束等组成，是易碎、易折的器械。腔镜镜头通过低温等离子灭菌，在使用低温灭菌包装盒时，镜头未牢靠固定在器械盒上，造成在传递过程中发生碰撞，损坏镜头。在拿取腔镜镜头时，有些器械护士用一只手拿取，此拿取方法容易折弯或折断腔镜镜头，对于一些较细的腔镜镜头，如关节镜镜头则很容易造成折弯。

3. 手术过程中在进行其他操作时，腔镜镜头较长时间直接接触无菌敷料或患者的皮肤，可造成无菌敷料的燃烧或患者皮肤的损伤。

4. 手术中腔镜镜头未固定摆放在无菌台的某一位置，而是随意放置，造成腔镜镜头意外压坏或跌落损坏。

5. 手术医生使用腔镜镜头时抓住镜头头端，由于摄像头、光源线等自身的重量，容易使腔镜镜头折弯。

6. 手术结束后将腔镜镜头随意放置，导致镜头意外摔碎。

7. 摄像头在使用过程中错误盘环、扭曲造成折断。

8. 摄像头未及时放入抽屉或者挂在挂架上，造成镜头坠地损坏。

9. 使用摄像镜头与摄像头机过程中未把握连接处，造成镜头脱落，坠地损坏。

10. 摄像头的盖子随处放置，造成丢失。

二、光源系统常见的错误操作

（一）光源线常见的错误操作

1. 手术过程中医生未将手术刀用后及时归还给器械护士，造成手术刀片划伤光源线。

2. 手术过程中传递手术刀时，将光源线划伤。

3. 医生助手在安装和拆卸光源线时，将光源线直接扔到地上，导致踩踏或不慎被其他设备碾压，造成光源线的破损。

4. 光源线使用过程中发生缠绕、打结现象或连接处折弯，由于过度牵拉，造成光源线断裂或者暴力拉拽等现象。

5. 光源线盘绕直径小于一手掌长度，易造成光纤折断。

6. 手术开始前用血管钳或者其他物品不正确夹闭、固定光源线。

7. 光源线没有完全、彻底地插入光源主机卡槽内，导致光源照明传导不足。

8. 光源线头端在使用时，直接接触敷料或患者的皮肤，造成敷料燃烧或烫伤皮肤。

（二）光源主机常见的错误操作

1. 光源主机在使用前未阅读使用说明或未经专业人员指导，错误操作，造成主机损坏。

2. 开关机时将光源亮度未调至最小，过早打开光源机，光源机使用后未及时关闭，易造成灯泡使用寿命减短。

3. 使用过程中光源亮度过高，造成手术图像不清晰。

4. 在短时间内频繁快速地开关电源，造成灯泡迅速变暗或者损坏（一旦打开电源，在关闭前应至少让灯泡照亮持续 5 分钟，否则可能导致灯泡迅速变暗或者损坏）。

5. 未登记和监测灯泡的使用寿命，导致不能及时更换灯泡，影响手术进行。

6. 光源主机在使用过程中通风口被堵，造成主机无法正常散热，导致主机损坏（图 4—2—100）。

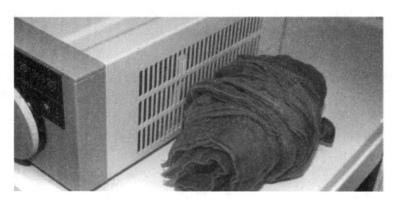

图 4—2—100　通风不畅

7. 私自拆卸和维修光源主机，造成光源机损坏。

三、气腹系统常见的错误操作

1. 在连接中心二氧化碳装置时未正确有效地连接，造成二氧化碳泄漏。

2. 在最初给气时，过早地使用最高流量给气，未给机体适应腹内压力变化的过程，致使患者生命体征出现变化。

3. 未和医生进行沟通，就擅自调节气体流量，造成患者出现呼吸和循环不稳。

4. 手术前没有检查气体准备情况，使用罐装气瓶未监测气瓶气压，造成术中压力不足，影响手术进程。

5. 先关机后拔中心二氧化碳连接装置，未放尽余气，致使主机内存留高压气体，长时间存留将导致主机损坏。

四、能量系统常见的错误操作

1. 打开主机时未等待主机自检程序完成，就直接进行下一步操作，导致主机程序损坏或无法正常开机使用。

2. 擅自调节各能量系统的使用频率，导致在使用时无法正常切割组织、止血或组织灼伤。

3. 未正确组装，在连接超声刀手柄时，未垂直于地面，导致连接不紧密，无法使用。

4. 擅自关闭提示音。在使用电刀时，可能因误激发导致患者损伤。若有提示音，在误激发时，术者会在第一时间得知并停止操作（其他能量系统亦是如此）。

5. 动力脚踏若不使用保护套保护，将导致脚踏遇水锈蚀（如关节镜脚踏），使其导电无法使用。脚踏的导线随意盘折、缠绕，甚至打卷，造成其断裂，无法使用。

6. 使用负极板时，一次性负极板重复使用或直接把负极板贴在骨骼突起、瘢痕、毛发较多及皮肤下方埋置有金属物的地方，造成负极板局部电流过大，烧伤患者。

7. 不当夹闭组织。使用超声刀或 LigaSure 夹闭骨头、金属物等，在激发时容易造成刀头损坏。

8. 频繁开关机。使用过程中频繁开关机，易导致主机损坏或无法再次启动。

9. 未提前检测各设备的性能状况，导致在手术时无法正常开机使用。

10. 使用后未及时登记仪器设备的使用情况和性能状况，或出现故障时自行拆解修理。

五、其他常见错误操作

1. 使用暴力、蛮力插入和拔出导线：由于一些导线的接口处有金属耦合连接片，插入和拔出腔镜设备导线时应动作轻柔，若使用暴力、蛮力，容易使耦合部金属连接片松动，导致其接触不良。

2. 随意放置各种导线：使用各种导线前后应将所有导线放置在安全稳妥处，临床工作中随意放置各种导线会造成导线的脱落，以及导线的踩踏或碾压。手术结束后未将镜头、摄像头和光源线小心分离，未及时妥善安置镜头和光源线等。将所有的腔镜导线直接放置于地面上，造成踩踏或碾压，清洁完导线后未将其放置于消毒盒内。

3. 连接头端不加保护装置：因为光源线内部是由导管纤维束组成的，在使用过程中，由于其自身的重力作用而下垂，久而久之，在连接头端没有保护套的情况下，头端会折弯或部分断裂，大大缩短使用寿命。作者认为，不仅光源线两端需要保护装置，所有导线头端都需要增加保护装置。

4. 冲洗液使用不当：腔镜手术中经常用到冲洗液，使用方法不当容易造成仪器设备的损坏和患者的伤害。液体悬挂在仪器设备侧面或冲洗泵放置在其他设备上层，假如水不慎进入机器，轻者将导致仪器设备表面生锈，严重者可造成设备短路和电击患者及工作人员。

术前应根据手术要求遵医嘱选择冲洗液，若医嘱有误，应及时同主刀医生沟通或上报护士长，手术开始前腔镜专科护士应再次和手术医生共同核对。由于 5% 甘露醇溶液可以通过新鲜伤口被人体吸收，使血液循环负担过重，导致器官衰竭或电解质紊乱，进行时间较长的前列腺手术，或者患者有心、肺、肾等基础疾病时，护士应当及时提醒手术医生，防止造成患者器官衰竭。

5. 不同腔镜手术钳之间、不同钳子与导线之间、不同品牌器械之间互相混用，肆意盘折、弯曲和重压，不分类放置，使用完随意放置造成器械零件掉落。

6. 使用前不检查器械轴节灵活程度、安装紧密程度和完整程度，使用时出现电刀皮套老化、缺损、操作不灵活等，造成其他器官灼伤。

7. 使用钉仓时提前打开保护套，造成术者误激发。

8. 未按照正常程序关机，未关闭设备电源或直接拔出主电源，造成腔镜设备损坏。

9. 设备使用后未进行清洁、消毒，将带有血迹的设备归位，成为感染隐患。

10. 腔镜仪器设备使用后未及时登记，导致仪器设备使用情况记录不详。

11. 将腔镜仪器设备随处乱放，未放置到指定的位置，影响下一次手术的使用。

12. 随意将腔镜台车上的插线板拔除或者挪用，影响手术的开展。

13. 腔镜仪器设备出现损坏、零件缺失等问题时未及时进行维修、报告和交接，造成下一台手术不能及时开台。

第三章　腹腔镜基本技术

腹腔镜外科手术经过 30 多年的发展已日臻成熟，手术范围已涵盖几乎整个腹腔和盆腔。目前，各地医院已相继成立了"腹腔镜手术培训中心"，致力于外科医生提高腹腔镜手术技能。

第一节　腹腔镜外科手术的基本操作

在腹腔镜手术中，外科医生无法直接用手触摸腹腔器官，缺乏直接探查的手感，只能凭借视觉和器械的感觉来判断，这与传统腹腔手术有着本质的不同。因此，外科医生必须培养立体空间感觉和镜下动作的方向感，掌握规范的腹腔镜手术基本操作技能，牢记保证腹腔镜手术安全的注意事项。

一、气腹的建立

腹腔镜手术必须有足够的空间以便于操作。目前临床上有建立气腹和免气腹两种方法。在日常使用中，普遍采用的是建立气腹法。常规使用的气体是二氧化碳（CO_2）。该气体性质稳定，不易燃，容易获取，无毒，被机体吸收后可通过正常的碳酸代谢途径从肺排出。建立气腹通常有两种方法：Veress 针穿刺法和 Hasson 法。Hasson 法是先在脐上或脐下做一小切口，逐层解剖进入腹腔后插入套管向腹腔内充气。这种方法虽然烦琐，但不易因盲目穿刺造成腹内器官损伤，尤其对于下腹部有手术病史和腹腔粘连、门脉高压、可疑腹腔结核的患者，多采用这种方法。缺点是切口较大，容易造成漏气（图 4-3-1）。

另一种常用的方法是 Veress 针穿刺法。Veress 针具有双层结构，内鞘前端钝圆，带有弹簧装置，外鞘前端具有锋利的切割缘，低于内鞘，穿刺时内鞘前端受腹壁阻力影响，缩回外鞘内，进入腹腔后阻力消失，内鞘重新复位，高于外鞘切割缘，保护腹腔器官不被损伤。操作时应注意手不要压住针尾部，避免弹簧保护装置失去作用（图 4-3-2）。

Veress 针穿刺法的穿刺部位一般选择在脐上或脐下缘，操作时先做一长约 10mm 的小切口，左手持巾钳向上牵拉腹壁，右手执 Veress 针，持续进针刺入腹腔，穿透腹膜时有明显突破感，介入导气管向腹腔内注入 CO_2，可通过叩诊判断是否进入腹腔，也可观察气腹机压力数据参考，若气腹压力迅速达到 10mmHg 以上，每分通气量小于 1L，说明穿刺针未完全进入腹腔，需要重新调整位置。穿刺完毕后拔出 Veress 针，自切口放入穿刺鞘管。

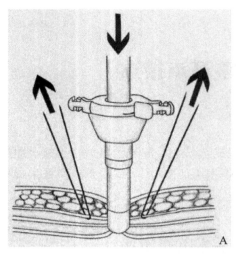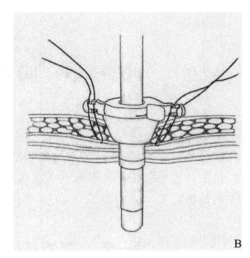

图 4－3－1　Hasson 法

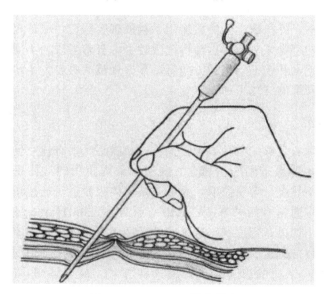

图 4－3－2　Veress 针穿刺法

二、放置套管

　　腹腔镜手术需要建立腹壁通道，用于插入各种操作器械，根据其作用可分为观察孔、主操作孔、辅助操作孔，各种通道可根据术中需要而相互转换，因此术前应对通道位置及套管直径做具体的设计，以便于器械转换。常用的穿刺套管有三种：金属尖头穿刺套管、钝头穿刺套管、一次性塑料穿刺套管。金属尖头穿刺套管没有安全鞘，其尖头在穿刺过程中始终外露，使用这种套管做第一孔时须特别注意避免意外损伤。如患者既往有手术史，可疑大网膜、腹腔器官与腹壁粘连，可疑腹腔结核，若无把握，最好避免使用这种方法。

在腹腔镜手术中，穿刺套管的位置对手术操作非常重要，适当的套管定位将便于操作。第一穿刺孔通常作为观察孔，位于脐上或脐下。其他穿刺套管的位置根据所施行的手术具体设计，操作孔应放置于观察孔两侧，两操作臂夹角最小应大于 30°，以 60°～90° 为宜，观察镜轴应正好等分该夹角，这样有利于术者在二维镜像上把握方向，操作更为方便。

穿刺套管放置入腹腔后，各种操作器械反复进入腹腔，容易使套管脱落，浪费手术时间，影响手术操作。一般来讲，一次性塑料安全套管自带防脱落装置，发生这种问题的可能性较小，而金属套管活动度大，容易发生这种问题。为避免套管脱出，最好将其固定在腹壁上。常用的简易方法为缝线法，用 4 号线在套管周围贯穿皮肤，将其与套管充气管口连接固定，皮肤与充气管口之间缝线长度要适中，既要防止套管脱落，又要避免影响腹腔镜操作。

穿刺及放置套管相关并发症及其防范如下。

1. 皮下气肿最常见的原因是入针角度太平，未能穿入腹腔。一般来讲，进针角度越垂直，腹膜的阻力就越小，发生这种问题的概率越小。可利用滴水试验或开始建立气腹时检测压力的方法来预防。

2. 气体栓塞：尤其在误入静脉后充气时，可能发生这种并发症。因此在开始时，充气流量应控制在 1L/min，这样可以降低该并发症的发生率。如果出现心搏骤停，必须马上停止建立气腹，患者取右侧卧位，行右心穿刺，进行抢救。

3. CO_2 相关并发症：过多的 CO_2 吸收会导致心律失常的发生。若腹腔内压力控制在 15mmHg 以下，一般不会造成 CO_2 吸收过多。CO_2 和体液接触会变成碳酸，高碳酸会引起疼痛，因此腹腔镜手术不能在局麻下进行。同时，这也是术后患者疼痛的一个常见原因。

4. 腹腔内器官损伤在遵循常规操作的情况下，发生的可能性较小，一般由腹腔器官粘连引起，少部分因暴力操作、操作不当造成。因此，术前应针对患者情况选择适当的穿刺方法、合适的穿刺套管。放置穿刺套管时，应注意用手顶紧套管，旋转前进，避免过度用力。

三、腹腔镜的扶持

腹腔镜手术为一团队协作完成的工作，扶镜者的工作对手术来讲非常重要，好的扶镜技术有利于手术安全、精确地进行，并可避免视觉疲劳，节省手术时间。

腹腔镜摄像头设有精细的焦距调节钮，可手动调节，使近距或远距都能获得清晰的图像，术中可根据操作精细程度和观察需要及时调节。腹腔镜在腹腔内移动时应平稳匀速，避免镜头过度晃动。镜头中心视野应对准操作者的器械，随之逐渐移动，并根据其操作进程给予近距或远景的视野，这需要熟悉手术进程并与术者默契配合。在手术过程中，镜头模糊是一常见情况，原因是腹腔内温度高于镜头，使水蒸气在镜头表面凝聚，处理时可采用碘附擦拭镜头，也可在进入腹腔前用 50℃ 水加热镜头，并用防雾液体涂抹镜面。

目前，临床上通常使用 30°镜，正立时可下视水平线以下 30°，若将镜头绕中心轴旋转 180°，可仰视水平线以上 30°，还可通过旋转镜头左右侧视。无论镜头如何旋转，摄像头应始终保持正立。在盆腔等狭小空间内进行操作时，应根据情况适当转动镜头，给术者提供最合适的图像。

四、腹腔镜下止血技术

止血技术是腹腔镜手术中最基本的技术之一，止血失败是导致腹腔镜手术失败、中转开腹的主要原因。止血时应遵循以下原则：根据血管的口径、部位选择不同的止血方法；必须遵循先闭合血管，即预防出血在前，分离切割在后的原则进行。术者对各种止血方法的熟练程度将决定止血是否成功。

（一）单极电凝

电凝使得高频发生器产生的（50~500kHz）的高频电流通过人体，电子束摆动形成正弦波，使组织内离子高速移动产生热效应，使组织变性、坏死、炭化，形成焦痂，达到切割、凝固的目的。温度低于 100℃ 时将形成电凝，胶原纤维收缩，蛋白质凝固，组织脱水；温度迅速超过 100℃ 时将形成电切，细胞内水分蒸发，细胞气化破裂。与腹腔镜技术发展相呼应的是低压恒定电动电刀，通过降低高频电流的电压并在电流输出改变时保持相对恒定，以微传感器测定组织的阻抗，通过反馈以微控制程序调节输出电流峰压来控制凝切效果，使输出功率适宜。单极电凝因其价格低廉、容易操作而被广泛应用于腹腔镜手术止血中，但其缺点是电凝产生的烟雾将影响手术操作视野，电凝时产生400℃ 的高温会造成局部组织过度烧伤。

（二）双极电凝

双极电凝是应腹腔镜手术的需要而设计的，电流流经两极之间而不通过全身，对起搏器、电视系统等干扰小，不至于发生远离部位的器官损伤，可以做精细的切割和粘连分离，使复杂手术便捷有效地进行。美国 FDA 规定，腹腔镜用的电刀标准为峰压小于600V，功率小于 100W。理想的电凝方法为：①不同阻抗的组织先加以分离，以便分别电凝，达到可靠的止血效果；②在满足手术要求的基础上调整功率到最低水平，拉紧组织，缩小其与电极的接触面积，增加功率强度，加强作用效果；③用双极代替单极电切、电凝；④遵守小功率、高功率密度和短作用时间的原则。大多数情况下用电钩分离，先钩起要分离的组织，确认为非重要组织后电凝。切勿大块组织或连续通电分离。

（三）超声刀

超声刀借助超声频率发生器产生的机械震荡使组织中蛋白质凝固而达到止血效果。超声刀不会产生烟雾及焦痂，令术野更加清晰。超声刀止血效果可靠，能够控制 3mm，甚至 5mm 以下的血管出血。超声刀操作温度在 50~80℃，大大减少了对组织的损伤。腹腔镜下超声刀可集分离、夹持、切割、凝血等功能于一体，无需更换手术器械，节省手术时间。目前，超声刀是腹腔镜下结直肠外科手术应用最广泛的止血设备。缺点为价格较昂贵。

（四）氩气刀

氩气刀应用氩气取代空气作为传导高频电流的媒介，大大提高了凝血的功效。与传统的单极电凝相比，氩气刀具有以下优点：①氩气气流能够将创面渗血彻底清扫干净，保持创面干燥，有利于焦痂形成；②氩气刀产生的焦痂面积大而且牢固，对创面渗血止血效果好；③氩气喷射到组织上可充分隔绝空气，使组织不至于炭化，同时氩气可吸收大量热量而降低创面的温度（100℃），减少对组织的损伤。

（五）LigaSure

LigaSure 是另一种有效的腹腔镜手术止血设备，其工作原理是使血管壁的胶原融合，从而使血管封闭。该系统可封闭直径 7mm 以下的血管和组织束，与经典的双极电凝相比，可以显著减少组织热损伤。

五、腹腔镜下结扎技术

腹腔镜下血管结扎操作有夹闭法和打结法两种。

（一）夹闭法

夹闭法是腹腔镜手术中较简单的血管结扎方法，一般用于小血管的结扎。所用的止血夹有金属夹和生物夹两种。金属夹有脱落的风险，因此对于比较大或重要的血管，一般给予双重结扎。生物夹前端有一倒钩，夹闭后可预防脱落。施夹时需要判断所要夹闭的组织是否完全置入止血夹的夹闭范围，且应尽量使止血夹长轴与拟夹闭的内容垂直。闭合之前，须检查夹的头端，防止误夹其他组织。

（二）打结法

切开、止血、缝合、结扎这四项外科基本功中，前两项在腹腔镜手术中，由于器械的进一步完善而被赋予新的生命。打结由于视野及器械操作困难，限制了它的使用。腹腔镜中打结技术需要熟练地练习后方能得心应手。常用以下三种方法。

1. 传统结：方法与开放手术中的传统打法一致。但在内镜手术中由于立体视觉变成平面视觉、传统器械变成长杆远距离操作器械等不利因素的影响，此种打结方法需要长时间训练方能熟练掌握（图 4-3-3）。

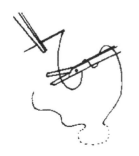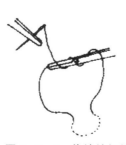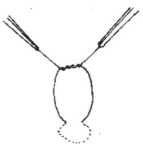

图 4-3-3　传统结打结法

2. 时钟结：方法为用针持或分离钳夹住一端线头，自身顺时针转绕 2~3 圈，另一器械从钳口中取出此线头，针持或分离钳则夹住另一线头，然后收紧线结。同法逆时针再自身绕 2~3 圈，即可打出标准的方结或外科结（图 4-3-4）。

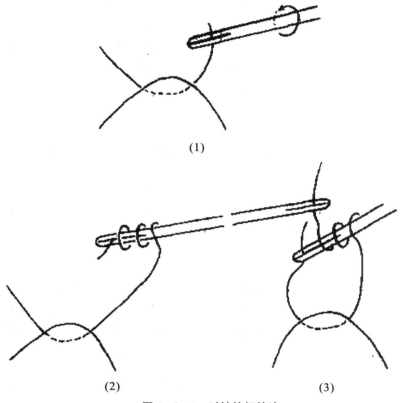

(1)

(2)　　　　　　　　(3)

图 4-3-4　时钟结打结法

3. 中国结：具有简便易学的特点，特别适合于初学者。具体方法为一端线尾留在体外，左手器械在距离针尾 3~5cm 处抓线，与针持垂直夹针，形成一个类直角三角形的线襻，垂直夹针的针持在线襻内顺或逆时针绕 2~3 圈，然后交给左手器械，即可打出标准的方结或外科结。使用转头钳时不用针也能打出中国结（图 4-3-5）。

4. 推结器打结：该方法简便实用。具体方面为在体外用手打一滑结，再用专用的推结器自穿刺套管送入。另外有专用的套扎器，一般不用于结扎，在处理阑尾根部或结扎较粗血管时也可以使用，且成本较高（图 4-3-6）。

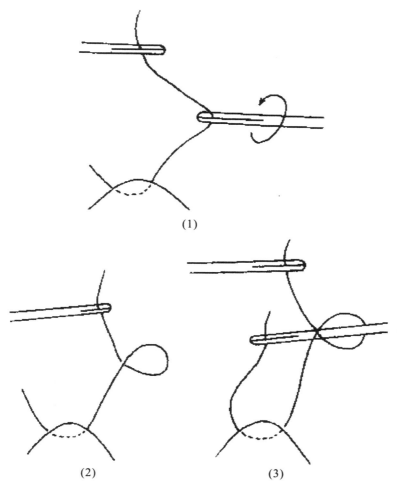

(1)

(2)　　　　　　　　　(3)

图 4-3-5　中国结打结法

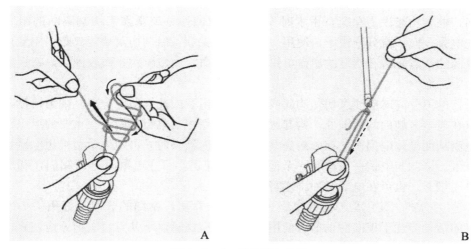

A　　　　　　　　　　　　B

图 4-3-6　推结器打结法

183

六、腹腔镜下的分离与切开技术

组织分离是腹腔镜手术中重要的步骤，正确分离能够保持组织解剖结构清晰，减少手术创面渗血。在传统的开腹手术中，手术者可以用手触摸以感觉组织的致密与疏松，但在腹腔镜手术中，只能借助视觉和器械操作。因此，腹腔镜手术更加强调解剖层次。分离的方法很多，主要分为锐性分离和钝性分离。组织切开与分离的具体方法有电凝切开、剪刀锐性分离、超声刀凝固切割、分离钳钝性分离、高压水注分离等。具体操作因手术部位及手术者个人习惯而异。

（一）锐性分离

锐性分离是指应用剪刀、电手术、激光或超声刀等进行切割分离。锐性分离应遵循以下的原则：①切割前尽可能先闭合血管；②待切除的组织要充分暴露辨认，确保切割的全程均在直视下进行；③采用结扎或止血夹止血的组织切割应保留足够长的残端以避免结扎或止血夹滑脱而发生术后出血；④分离粘连时应尽量远离健康组织，注意不要损伤邻近的组织器官，特别是在使用电刀、激光、超声刀等热能源系统进行分离切割时，以免发生热损伤。

1. 电刀分离：在微创外科手术中应用最为广泛，大多数情况下用电钩分离。电凝钩有各种不同的形状，其中 L 形钩或直角钩应用最多。电凝钩分离时应先在组织（如腹膜和脏器包膜）表面开一小口，钩子经此小口薄薄地勾起要分离的组织，确认为非重要结构后再接通电凝器，将钩起的组织按线条状切断。使用电凝钩时要注意勿使钩子刺破周围的结构和肠管。也可用钩背而不是钩尖分离，使用钩背分离时不向上提，而是轻轻往下压来分开组织。电钩分离是外科手术，如胆囊手术、胃肠手术最常使用的技术，妇科手术则使用相对较少。

也可用分离钳进行分离，使用分离钳进行切割分离时，应将钳尖稍张开，用一个钳尖轻轻下压组织再接通电凝器。笔者体会，对于小的组织，可将高频电刀电切功能设定为纯切，电凝功能设为深凝，手术时先用分离钳钝性分离暴露需切割离断的组织，钳夹，先电凝止血，再分开钳子，使用一叶钳子的尖端，启动切割功能离断。用分离钳进行电分离的优点是对于明显的出血可钳夹电凝止血，而电凝钩止血较困难，特别是对于小的血管出血。

进行电刀分离时应注意切勿钩起或钳夹大块组织或连续通电分离。因为单极电凝的击发点在通电区域内的最细处，钩起或钳夹大块组织通电很可能会在重要的组织结构处发生电凝从而导致电损伤。在分离炎性水肿的病变器官时，可用电铲边推边电凝，较为安全有效。电钩与电铲一般均有一个冲洗/吸引通道。可在电凝时打开阀门，利用腹内高压排出烟雾，也可在电凝时冲洗术野。

2. 剪刀分离：使用剪刀剪开组织一般可用长弯剪，精细的分离最好用尖头的微型剪，双向活动剪优于单向活动剪。使用剪刀分离应注意以下几点。①剪刀应在直视下闭合着插入术野，直至靶器官。插入各种内镜手术器械特别是剪刀类锐性分离器械时，应在内镜直视下并参考体外解剖标志与冷光源打出的"航标灯"先向术野上空推进，然后压下器械头端进入术野内,接着前后左右微调,即可安全快捷地抵达靶器官。②先在表面剪开一小的分离窗,然后闭合着剪刀插入,轻柔地张开,撑出一组织平面,原位闭合剪口,剪开两侧的表面组织,扩大分离平面并向纵深推进。③若用单向活动剪,应将固定的剪刀插入要剪的组织下面,在活动的剪刀直视下剪切组织。④由于电烧会使剪刀变钝,尽量不要使用剪刀进行分离。⑤不用剪刀时应拔出穿刺套管,以免意外刺伤腹内器官。

3. 超声刀分离:超声刀因不会发生类似电刀的传导伤,不产生烟雾,对血管及重要器官的误伤少于电外科手术,但超声刀仍有一定的热辐射,在使用超声刀时应将刀头远离重要组织器官 3mm 以上。超声刀是妇科恶性肿瘤腹腔镜手术最常用的切割工具,应熟练掌握其使用技巧,使用不当可以引起较为严重的意外损伤及并发症。①对于比较粗的血管,一次使用超声刀凝固切断后,断端处被凝固封闭的血管长度不超过 2.5mm,为了防止术后患者血压升高引起血管内的血液冲开凝固封闭的断端血管,从而引起术后出血,应在准备切断处的血管近侧先进行凝固但不切断,反复进行几次,待组织变为白色后可确认已经使其血管凝固。根据血管的粗细决定凝固血管的长度。血管较粗的凝固较长,一般可达 5~10mm,然后再于拟切断处凝固切断血管。该方法虽然会稍微延长手术时间,但是可提高手术的安全性。②对于较粗的血管可在使用双极电凝等较可靠的方法闭合血管后再用超声刀切断。③正确掌握凝固与切割的平衡。超声刀的主要技巧表现在掌握凝固与切割的平衡,其切割与凝固是一对矛盾体,切割越快则凝固效果越差,凝固越彻底则切割越慢。能量输出越高、组织张力越大、刀头越锐利、抓持力度越强则切割越快、凝固止血效果越差;相反,则切割越慢、凝固止血效果越好。手术者需要根据拟切割的组织类型及其内的血管的大小正确选择能量输出、组织张力、刀头锐钝、抓持力度,在保证凝血效果的基础上追求速度,但首先应保证凝固效果。

4. 激光分离:内镜下使用的激光有 CO_2 激光、KTP 及氩激光等。微创外科手术中较常使用的是 KTP 接触型激光,因其方向性强,特别适用于一些准确性要求高的手术,如胸腔迷走神经干切断术、子宫内膜异位病灶烧灼术等。但激光具有切割快、止血效果差的特点,且仍有损伤深部组织的危险,而且分离起来较电刀慢,加上使用人员要戴防护眼镜,需要额外经济投入等,因此在内镜手术中应用很少。

(二) 钝性分离

水注分离技术是将灌洗吸引管的半尖锐的头端,通过自然途径或剪开的小孔进入需分离的组织间,液体靠水压顺阻力最小的途径进入,无损伤地推开组织间隙。当分离界线显示出来后,再进行锐性分离或用灌洗器头端做钝性分离。水注分离的优点是分离随组织间隙进行,出血少,发生意外损伤的概率小。水注分离是靠灌洗液压起到无损伤分离组织的作用,灌洗液应采用生理盐水或平衡液,使用前应加热至接近体温,使用低温溶液、手术时间过长,容易引起患者体温下降,导致内环境紊乱。

机械性钝性分离是采用分离钳或剪刀的刀叶插入需分离的组织间,通过钳叶或刀叶张开的推进力和牵引力达到分离组织的目的,或使用两把分离钳相互进行推拉分开组织。机械性钝性分离应遵循以下原则:①重要结构不要施加不适当的牵引,以免发生意外损伤；②不准备切割或切除的组织应采用无损伤钳或钝性拔棒轻轻拉开或拨开，特别是血管、输尿管、神经等重要组织；③血管应在分离闭合后切割；④分离时应顺组织间隙进行，对于结构坚硬、无明确界限的组织不能硬性分离，以免导致意外损伤。

撕剥分离是指夹住小部分的疏松组织，将其从粘连器官上剥脱下来，有时可用电凝钩完成。与剥离相比，撕剥分离不需夹持和剥脱组织，只需将一把分离钳置于疏松组织面上，通过钳爪不断地张合，分开疏松组织后，即可产生一个间隙。组织分开的长度取决于钳爪张开的宽度，一般来说，张得太开的钳爪不易控制，引起的组织撕裂和出血比张得窄些的钳爪更多。在特殊情况下，也可以采用闭合的抓持钳分离。撕剥分离常用于分离周围粘连带，也用来撕剥一些疏松的粘连组织。对于血管相对较丰富的区域，可接上电刀，先凝后撕，较之单纯的撕剥分离或电钩分离更为安全、实用、快捷。

钝性分离适用于疏松、血管稀少的组织分离，锐性分离适用于较致密，血管、神经等丰富的组织。在实际手术中，两种方法多是联合使用的，一般先使用钝性分离暴露重要组织器官，之后再使用锐性分离。

七、缝合技术

腹腔镜下缝合是最难掌握的技术之一，因为术者要根据二维图像完成进针、出针非常困难。另外，在有限的操作空间内使用长柄器械，按常规缝针曲度运针也相当困难。术者往往需要一定时间的体外训练和手术实践才能熟练掌握。传统手术的缝合技术和缝针、缝线同样可以在腹腔镜下使用。具体方法有间断缝合、连续缝合两种。线结打结方法有腔内打结与腔外打结两种。

八、切割、吻合与钉合技术

腹腔镜肠道手术的切割、吻合需要特殊的腹腔镜器械完成，如切割闭合器和吻合器等。

（一）线形切割闭合器的使用

腹腔镜线形切割闭合器可打出相互咬合成排的钉子，排钉中间有一把刀刃，在钉合的同时切割组织。钉合钉的高度有 2.5mm、3.5mm 和 4.8mm 等，钉仓长度有 30mm、45mm 和 60mm 等，须根据组织的厚度和宽度选择。一般来讲，白色钉仓适合切断血管，蓝色钉仓适合一般组织如肠的吻合，绿色钉仓适合厚组织如胃、空肠的吻合。使用时须注意切割闭合器的钉仓长度应足以跨过预切断组织，闭合器两臂末端应超出该组织，以保证完全切割和闭合。在切割范围较大的情况下，可通过几次首尾相连的切割闭合完成。切割肠管时应尽量使切割闭合器与肠管长轴垂直，以利于后续的吻合。现有的腹腔镜线性切割闭合器头部可做一定角度的弯曲，以保证切割效果。

（二）圆形吻合器的使用

圆形吻合器多用于空腔器官之间的吻合，如肠管与肠管、肠管与胃之间的吻合等。它有一个可拆卸的头部，导入吻合部位的一侧，以荷包缝合结扎固定，吻合器主体插入另一侧后与头部对合，击发后打出三排互相交错的钉合钉，同时将主体与头部之间的一小圈组织切除，完成吻合。按器械头外径有 20mm、25mm、29mm、31mm、33mm 五种可供选择，用于不同内径的腔道。

九、手术标本的取出

在腹腔镜结直肠手术中，切除标本的取出是一个重要步骤。应根据不同的标本，选择相应的解决方法。

（一）较小标本的取出

较小的标本，如慢性阑尾炎或单纯性阑尾炎（直径<10mm）切除活检的小组织标本或其他软组织标本，可直接自套管取出。为避免套管孔感染，感染严重的标本不适用这种方法。在有条件的情况下，最好在标本取出后重新更换取标本的套管，预防种植、组织脱落、感染等问题的发生。

（二）污染及感染性组织的取出

感染严重且明显肿胀的阑尾（直径>10mm），若直接从套管孔取出，可能引起切口污染，可将其先放入标本袋，再从套管中取出，有时需要扩大切口。

（三）实质性组织的取出

肠道肿瘤等实质性标本，必须延长穿刺套管切口才能取出。设计切口大小要考虑到肿瘤的直径，外观美化，切口方向、张力，是否便于进行后续的肠切除吻合等因素。一般利用组织的张力，略小于肿瘤直径的切口即可取出标本，这一操作突出了腹腔镜肿瘤切除手术的微创优势，取肿瘤标本时须注意用隔膜保护切口，避免肿瘤种植转移。

十、腹腔镜手术中的冲洗与引流

（一）腹腔镜下冲洗

腹腔镜肠道手术结束后，按照无菌操作及肿瘤手术治疗原则，应进行腹腔冲洗。其优点是可以直视下冲洗腹腔的各个部位，冲洗液体不会污染腹壁切口，容易彻底地吸净腹腔积液，另外通过调节体位，对正常组织影响小。腹腔镜下冲洗及吸引由一条管道完成，冲洗液量相对小，冲洗管可根据需要从不同的套管进入腹腔。注意吸引的同时可能会将腹腔内的气体吸出，减少气腹，此时应稍停吸引，待气腹压达到一定压力后再进行操作。吸引时尽量将吸引孔置于液面下可以避免这一问题。

（二）腹腔引流管的放置

腹腔镜手术引流管的放置指证同开腹手术，有三种方法放置引流管。

1. 将腹腔引流管从可通过的套管放入，在腹腔镜直视及器械辅助下，将引流管头端放在合适的部位，拔出套管，在腹壁缝合固定引流管。

2. 利用两个套管，从一个套管伸入一把抓钳，在腹腔内将该钳经另一套管伸出体外，拔除第二个套管，用该钳夹住引流管体内段，将引流管拉入腹腔内，摆放在合适的位置后在腹壁固定。引流管拉入腹腔时，须将其体外段用止血钳夹闭，防止腹腔内的气体漏出。

3. 如穿刺套管放置的位置与需要放置引流管的切口位置不一致，此时最好不要勉强选择套管切口，可在相应位置做一小切口，放入腹腔引流管，在腔镜下用器械辅助将引流管放于合适位置，腹壁缝合加以固定。

第二节　腹腔镜外科医生的培训

自 1987 年法国 Mouret 医生成功施行世界上首例腹腔镜胆囊切除术以来，腹腔镜技术得到了迅猛发展并日趋成熟，现在普外科的所有手术，从简单的胆囊切除到复杂的胰十二指肠切除，几乎都可以在腹腔镜下完成，而腹腔镜的所有手术都体现了外科的发展趋势，即以最小的创伤获得最大的康复。腹腔镜外科手术是一项技术依赖性很强的外科实用技能。在传统的外科培训过程中，教授与年轻医生之间的教学实践往往建立在患者的实际手术当中，导致学习过程中出现过多的并发症。由于腹腔镜外科手术操作技术的特殊性，这种培训肯定不是理想的教学模式，也不符合现代伦理道德的要求。因此，我们需要合理、严格的腹腔镜外科技能培训，以有效地提高年轻医师微创外科手术的操作技能，降低微创手术的危险性。

系统、规范的腹腔镜技能培训可以明显缩短学习曲线，减少手术并发症的发生。在国外，外科医师必须接受严格的腹腔镜教学培训，经认证获得资格证书，并授权准予，方能从事腹腔镜手术。1988 年德国外科医师协会已将内镜技术列入外科医师进修课程。美国在全国各大城市和医疗中心均建立了腹腔镜技术培训中心，青年外科医师必须参加该项训练，后者被视为外科医师的基本技能之一，并将之列入医学继续教育计划。虽然目前国内尚无统一的规范化专科培训考核标准，但腹腔镜外科技术已被编入全国高等医学院校《外科学》教材中，而专科医师培训的毕业后继续教育课程将是腹腔镜外科医师的主要准入途径。

一、腹腔镜外科技术特点

腹腔镜外科手术是一种技术依赖性很强的外科技能。外科医生的腹腔镜技术经验水平不同，手术成功率和并发症发生率有所不同。

腹腔镜手术与传统开腹手术的差异有以下几点。

1. 视觉差异：腹腔镜手术中，肉眼三维立体视野变为彩色监视屏幕的二维平面图像；腹腔镜下术野的观察方向相对固定、窄小；在多血的视野里，图像彩色分辨率和光亮度均有衰减；摄像系统的配置和镜头质量及清洁保养均会对术野显露效果产生影响。

2. 触觉差异：腹腔镜手术中无法凭借手术者灵敏的手指触觉优势，代之以腹腔镜器械传递的间接触觉，要精确操作和达到适当的力度，才能保障手术解剖层次正确无误，避免误损伤。

3. **手术器械差异**：腹腔镜手术器械操作类似于杠杆作用原理，以腹壁穿刺套管为杠杆支点，做反向运动，不同于开腹手术。而且穿刺套管是手术器械进入腹腔的通道，其位置选择关系到器械到达目标器官的操作距离和方向。各套管之间的定位还关系到镜头与器械、器械与器械或人体骨性结构之间的协调配合，如缝合打结角度和自动切割缝合器方向等。另外，腹腔镜手术解剖分离中依赖电外科手段较多，需要手术者掌握更丰富的电外科操作技巧。

4. **手眼协调差异**：在上述各项明显区别于开腹手术习惯的差异累加后，术者器械操作的协调性和随意性受到多重制约，如平面图像中术野的纵深距离感觉差异，操作中对肝、脾等质脆组织的触觉差异等，可引起非主观控制的误操作损伤。另外，电外科技术还常需增加脚控开关与手、眼的配合，三者协调配合不当也常是发生手术副损伤的原因，如胆囊切除术中的胆管热烧伤等。

5. **手术人员配合差异**：腹腔镜手术中术者的眼睛和术野在一定程度上掌握在摄像助手的手中，他控制着视野的远近、范围和观察方向，使用有角度镜头时要求更高。国外早期有手术者采用单手操作、另一手持镜的方法，即为希望克服助手理解术者意图的差异。但目前复杂的腹腔镜手术更强调术者双手配合操作协调的重要性。因此，持镜助手的默契配合是必不可少的。另外，麻醉和肌肉松弛效果直接关系到气腹暴露程度，对于任何外科手术，暴露是手术成功的基本要素之一。

二、专科培训的主要模式

1. **临床进修培训**：经过对腹腔镜手术的全程跟踪学习，参与围术期处理、腹腔镜手术中各种情况甚至并发症的处理，了解患者的转归和随访。但进修学员临床参与手术机会很少，多为观摩手术，实际操作训练不足，此为关键性的薄弱环节。

2. **专项培训班**：培训内容包括专家授课、影像资料讲解、器械操作练习、动物手术实验等，也有针对某种腹腔镜手术而开办的短期高级培训班。其培训效果在实际操作训练方面优于临床进修模式，但由于受到教员或学员等人为因素影响，培训效果很难达到统一的量化标准。

三、腹腔镜技术培训的内容

（一）腹腔镜基础知识的学习

了解腹腔镜手术的发展与现状；掌握腹腔镜技术的原理，熟悉腹腔镜技术操作的基本特点；了解腹腔镜手术配套设施及其基本功能、常见故障的排除方法；掌握手术器械的基本结构、功能、规格、各种用途以及使用方法；掌握各种疾病腹腔镜手术的适应证、禁忌证、术前准备、麻醉方式的选择；掌握腹腔镜手术操作步骤；掌握术中并发症的防治、中转开腹手术时机及术后并发症的发现与处理等。理论指导实践，只有掌握了扎实的理论知识，才能在实践中做到有的放矢、事半功倍。

（二）腹腔镜基本技能训练（腹腔镜模拟器训练）

目前有多种用于腹腔镜训练的商品化模拟器，最简单的一种包括监视器、训练箱、固定的摄像头及照明灯。这种模拟器成本低廉，操作者可边看监视器边在箱外使用器械完成箱内的操作。这种设备模拟了腹腔镜下手眼分离的操作，能锻炼操作者腹腔镜下的空间感、方向感及手眼的协调运动，是初学者较好的一种训练工具（图4-3-7）。训练内容一般包括移动、移绳、打结、缝合，这一阶段的训练虽然简单，但却是学习腹腔镜手术的基础，而且这一阶段的进步会很快。大部分腹腔镜手术的操作技巧，如习惯二维空间、准确地抓持物体、双手协调、打结和缝合技术等都可以通过这一阶段的训练来掌握。这一阶段一般采用腹腔镜模拟训练箱进行练习，训练中模拟腹腔镜的手术环境，根据训练内容，置入箱中不同的标本分别进行分离、切割、电凝、缝合、夹闭、打结等练习，通过反复技术训练，可以初步达到手眼协调、手脚协调等。

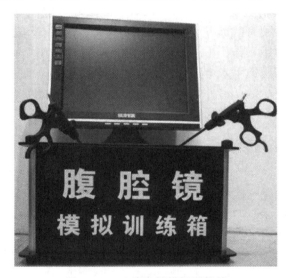

图4-3-7　腹腔镜模拟训练箱

目前，初学者的标准化的训练项目通常包括以下4项内容，用成功完成任务的时间对初学者加以评价。

1. 手眼协调训练：棋盘训练，在棋盘格上分别标记数字及字母，要求受训者用器械拾起并将相应的数字及字母并放入棋盘格上相应标记的位置。拾豆训练，在训练箱内放入2个塑料盘子，其中1个盘子里装有许多黄豆大小的橡胶颗粒或塑料颗粒（也可以用花生等物品代替），在监视器屏障显像下，用抓钳将盘子中的物品逐个钳夹到另一个盘子里或放入开口为1cm的容器内。或向训练箱内放入画有各种图形的画纸，用组织剪将图形剪下。要求在操作中不可随意碰撞周围，尽量做到稳、准、轻、快。此训练主要培养二维视觉下的方向感及手对操作钳的控制。

2. 定向适应训练：走线训练，主要是训练操作者的双手协调能力。模拟腹腔镜下双手持器械把持并移动检查小肠肠管的过程。受训者双手器械持起一段线，通过双手协调运动将线段由一端开始逐渐移至另一端。或在训练箱内放入钉有木钉的木板，用抓钳将橡皮筋在各个木钉上有目的地进行缠绕，或用丝线完成类似操作。木块移动训练，在三角形的木块上有一金属环，训练时首先用钳抓持一弯针，然后穿过金属环钩住并将木块抬起移动到指定位置。此训练用于训练手的精细运动，可反复练习，不断提高腹腔镜操作的定向能力。

3. 组织分离训练：在训练箱内放入橡胶、葡萄、橘子或带皮的鸡肉，用抓钳、剪刀、电钩等器械进行钝性分离、锐性分离训练。

4. 施夹和缝合打结训练：腹腔镜手术中对胆囊管或血管通常用钛夹夹闭或缝合打结来处理，可选用不同的组织来进行施夹和缝合打结训练。缝合训练被认为是腹腔镜操作中最难掌握的技巧之一。将一块中央为椭圆形空心的长方形胶片放置在训练箱底板，进行简单对合缝合并打结。打结时，要求另一学员充当助手，协助固定线结以及剪线。简单对合缝合熟练掌握之后，可以进一步学习连续缝合，这同样需要助手的配合。除用胶片、纱布进行训练外，还可选用离体的动物器官，如肠管、血管等进行训练。

（三）腹腔镜手术模型训练

完成基本技能培训后，接下来进行模型训练。每一种手术都有各自的难点和要求，这些是手术成功的关键，也是并发症高发的原因。例如，可以针对消化道重建，用动物肠道针对性地训练腹腔镜下的消化道重建，模型与真实情况相当接近。在腹腔镜模拟器下进行这一操作的强化训练，可以取得更好的效果。为了使模拟器下的操作更加接近临床实际手术，国外还出现了各种材料制作的手术模型，如腹股沟疝修补模型、胆囊切除模型、胆总管切开模型、阑尾切除模型等。这些模型都部分模拟了手术实际情况，受训者可以在这些模型上完成相应的手术，通过在这些模型上的训练，受训者可以很快适应和掌握这些手术。

（四）腹腔镜仿真模拟装置训练

虚拟现实（virtual reality，VR）是近年来国内外广泛关注的一个热点。简单地说，VR技术就是借助于计算机技术及硬件设备虚拟出一个三维空间。其主要特征是以人为核心，使人身临其境，并能进行相互交流、实时操作，犹如在真实世界中。较理想的虚拟现实训练可完全实时模拟现实中的操作过程，包括光学设备、操作器械以及操作器械与组织器官的相互作用过程，比如组织器官的弹性变型、回缩、出血等，并供操作者可以感受到使用器械的触觉感及力的反馈。

模拟装置内置丰富的病例模块可用于综合评估。受训者可以任意选取一个手术病例进行手术，并反复练习，手术过程可以用影像记录下来，由导师进行测评和技术分析。软件设计包括临床应用广泛的微创手术，如胃肠外科、肝胆外科、腹壁疝外科等手术，效果逼真。

模拟仿真技术可能是解决腹腔镜外科技术培训问题的一种有效的补充方法。它利用新一代的高性能计算机和图像软件，借助CT、MRI和其他影像技术所获得的信息，可以重建人体的模拟解剖结构，虚拟出非常逼真的模拟环境。目前，国内外各种微创手术的计算机模拟训练器，如普通腹腔镜手术、三维立体（3D）腹腔镜手术甚至机器人腹腔镜手术的模拟训练器均已面世。当这些模拟仿真训练系统得到进一步完善并广泛应用后，外科医师在培训中可针对手术操作的关键步骤进行无限次数的重复强化练习，使他们在对患者进行手术之前就积累一定的经验，避免发生一些"低级错误"，导致尴尬的被动局面。

（五）动物实验

经过一定时期的训练，受训者已经掌握了腹腔镜的基本技术，但训练箱模拟的手术环境与真实的手术环境尚有相当的差距，因此动物实验必不可少。由于猪与人体的解剖结构相近，所以一般选择猪作为实验对象。动物实验的目的在于让受训者在接近真实手术的环境下进行操作，熟悉气腹的建立，进一步熟练掌握组织的分离、显露、结扎、止血、缝合、钛夹钳夹、取标本、放置引流管等基本技巧，熟悉各种特殊器械在活体上的使用。由于多数电刀都为脚踏板控制，因此使用电刀可训练手脚的协调配合能力。此外，可以充分利用实验动物进行各种器官的活体手术。

活体动物为外科医生提供了最真实的手术环境，例如手术过程中的正常组织反应、操作不当时周围组织器官的损伤、出血甚至动物的死亡等。受训者在这一过程中可以熟悉腹腔镜手术的设备及器械、腹腔镜系统及配套设备的组成功能和应用。完成手术后，可打开腹腔检查手术完成的情况及有无周围器官损伤。在此阶段除了要求受训者掌握腹腔镜手术的实际操作及有关术式以外，还应注意术者与助手及持镜者、器械护士之间的配合。其主要不足之处是训练成本花费太高，有时还涉及动物伦理方面的问题。

（六）手术演示

经过上述培训后，受训者对腹腔镜技术已经有了较好的了解，此时应安排经验丰富、技术娴熟的医师进行腹腔镜手术演示，并在培训现场安排老师进行讲解。不能以观看手术录像代替，手术录像只是局部的手术过程，观看手术录像比较片面。手术室见习观看腹腔镜手术全过程，可以获得对腹腔镜手术最直接的印象。受训者可以观察到腹腔镜手术的麻醉、设备的连接、设备的启动和器械使用的过程等，也可见习腹腔镜手术室的布置和患者体位变动等。手术准备阶段由教师向受训者详细介绍手术名称、手术方案、手术步骤和背景资料，其中包括患者资料及辅助检查结果等，并依次介绍主刀医生、助手以及麻醉、手术器械、戳卡穿刺部位、监护设备等情况。可利用多媒体腹腔镜手术转播系统，把手术的全过程实时地转播到腹腔镜手术培训教室，教室参与人员能够通过大屏幕投影和计算机观看手术，教师将全过程讲解手术，同时通过双向对讲系统与手术医生进行交流与讨论。受训者在观看手术的过程中有任何疑问，可随时向现场讲解老师或术者提出，并能得到当场解答。这样，受训者既可以详细地观察到手术的全过程，大大提高了学习的效率，又避免了现场观摩受到距离、视野等限制的缺陷，同时又不会影响手术室的正常管理。

（七）临床实践

经过基础知识学习及模拟箱与动物实验的培训后，受训者已基本熟悉了腹腔镜手术的各种器械，掌握了腹腔镜手术的基本操作技能，但实际手术时一些器械的操作感受是无法通过培训获得的，因此临床实践必不可少。学员由腹腔镜技术熟练的老师负责带教，从手术器械的准备、机器导线的连接做起，从扶镜者开始，逐渐过渡到一助，进而向术者逐步过渡。通过镜体操作体会认识镜下解剖，识别屏幕上图像与实际组织的大小比例，方能很好地根据手术操作需要灵活调节腹腔镜的方向。根据腹腔镜技术培训过程中的学习曲线，在有经验的医师指导下，每位受训者必须完成10～20例，才能独立进行简单的腹腔镜手术，例如腹腔镜下胆囊切除术、腹腔镜下阑尾切除术等。这一阶段可进一步提高学员的腹腔镜外科技术，要遵循"由易到难、循序渐进"的原则，逐步积累经验。各类腹腔镜手术的学习曲线不同，每个医师的动手能力和灵感也不尽相同，必须经过长期刻苦的训练，才能逐渐成长为一名合格的临床腹腔镜外科医师。

第四章　常见的腹腔镜外科手术

第一节　腹腔镜胆囊切除术

自1987年3月法国医生Mouret完成世界上首例腹腔镜胆囊切除术（laparoscopic cholecystectomy，LC）以来，该技术给全世界的外科领域带来了巨大的变化。鉴于微创治疗的优越性，其迅速在世界各地推广应用。1991年2月，云南曲靖地区第二人民医院独立完成了我国首例腹腔镜胆囊切除术。此后，该项技术逐渐在全国各地开展，目前LC已成为治疗良性胆囊疾病的首选式。

1992—1993年，美国进行的LC与开腹小切口胆囊切除术（minilaparotomy cholecy-stectomy，MC）随机对照研究显示，LC的临床疗效优于MC，具有术后切口疼痛小、患者恢复快、住院时间短、生活质量高和切口瘢痕小的优点，同时能取得和开腹胆囊切除术同样的效果，因此深受良性胆囊疾病患者和外科医师的欢迎。但由于LC存在三维空间与二维平面空间之间的差别，术者需有一个逐渐适应的过程。术者必须远离手术部位，用长杆状器械进行操作，且不能用指端去触摸所要钳夹或切断的组织，缺乏开腹手术时的触觉，因此经验不足的术者造成的术后并发症较多。对初学者须进行规范化的培训，以提高术者的技术水平。

一、适应证与禁忌证

（一）适应证

LC的适应证虽主要依据患者胆囊本身的病理改变，但在很大程度上受术者技术水平的限制。随着设备、器械的不断完善，手术经验的不断积累，手术适应证的范围也有一个逐渐扩大的过程，可逐步将原来被认为是手术禁忌或相对禁忌的部分病例纳入适应证的范围。术者必须根据自己的实际操作水平对患者做出相应的选择，选择相应的适应证。总的来说，目前除怀疑或已被证实为恶性胆囊疾病者外，只要患者能耐受全身麻醉的风险，LC的适应证与传统开腹胆囊切除术（open cholecystectomy，OC）基本相同。

LC的适应证包括以下几种。

1. 各种类型有症状的胆囊结石，包括急、慢性胆囊炎合并结石，萎缩性胆囊炎合并结石，充满型胆囊结石。

2. 非结石性胆囊炎，有严重临床症状者。

3. 胆囊息肉样病变。怀疑或已证实为胆囊恶性息肉样病变者不是 LC 的适应证。

（二）禁忌证

随着 LC 的广泛开展和普及，其禁忌证的范围也在逐渐缩小，但 LC 绝不能完全替代 OC。

目前 LC 的禁忌证包括：

1. 严重的心、肺、肝、肾疾病，不能耐受全身麻醉及气腹。
2. 急性重症胆管炎。
3. 腹腔内严重感染。
4. 出、凝血机制障碍不能纠正。
5. 重度肝硬化、门静脉高压。
6. 胆肠内瘘。
7. 胆囊恶性病变。

二、术前准备

1. 完善相关检查，评估全身麻醉的耐受性：术前应完善 X 线胸片、心电图、B 超检查，血、尿、便常规，凝血，生化，肝炎等检查，从而全面了解患者全身的情况，评估麻醉风险。

2. 常规准备：术前 1 天常规备皮，行肠道准备（口服泻药或洗肠），手术当天禁止饮水。

3. 特殊准备：对合并内科疾病者（冠心病、高血压、糖尿病等）按其他腹部手术进行准备；急症手术患者要纠正水、电解质紊乱及酸碱失衡；感染较重时，围术期应用广谱抗生素。

三、手术步骤

（一）患者体位和操作者的位置

患者取仰卧位，轻度头高足低（10~15°），右侧略抬高。术者位于患者左侧，助手位于患者右侧，扶镜助手位于术者旁边。

（二）操作孔的选择

四孔法操作：脐下方穿刺建立气腹，并以此作为进镜孔（10mm）；主操作孔位于上腹部正中剑突下（10mm）；右侧肋缘下锁骨中线和右侧腋前线为辅助操作孔（5mm）。

（三）操作要点

1. 显露 Calot 三角（胆囊三角）包括两种方法：对于体型较瘦者，在腋前线抓钳提起胆囊底/体部向头侧推移，于锁骨中线抓钳提起胆囊壶腹部向右下方牵拉，Calot 三角可以良好显露；对于腹腔内脂肪较多者，于锁骨中线抓钳向上提起胆囊壶腹部，腋前线抓钳将掩盖在 Calot 三角区的组织（网膜、十二指肠、结肠）向下方推移，显露 Calot 三角。

2. 解剖 Calot 三角：用分离钳钝性撕开或电凝钩钩开 Calot 三角区浆膜（图 4-4-1），游离出胆囊管和胆囊动脉（图 4-4-2）。

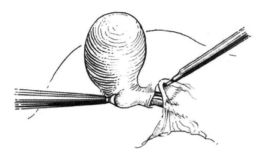 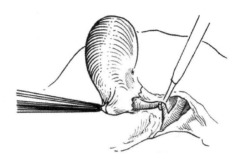

图 4-4-1　钩开 Calot 三角区浆膜　　　　图 4-4-2　游离胆囊管

3. 处理胆囊管和胆囊动脉：在靠近肝总管约 0.5cm 处夹闭胆囊管（胆囊管近端上钛夹，图 4-4-3），同时在远端近胆囊壶腹部再应用钛夹夹闭，在两枚钛夹之间剪断胆囊管。此时 Calot 三角被完全敞开，胆囊动脉清晰显露，予以夹闭后，在动脉远端近胆囊处电灼切断。胆囊动脉变异较多，对三角区内的可疑组织，均应夹闭处理。剪断胆囊管，胆囊动脉上钛夹如图 4-4-4 所示，剪断胆囊动脉，电钩分离胆囊床如图 4-4-5 所示。

4. 分离、切除胆囊：胆囊管和胆囊动脉处理妥当后，于腋前线抓钳提起胆囊底部向患者头侧推，于锁骨中线用抓钳提起胆囊颈部向上翻，使胆囊和胆囊床之间保持一定张力，使用电凝钩沿该间隙切除胆囊，创面注意妥善止血。

5. 取出胆囊标本，缝合切口：将胆囊标本自剑突下孔道取出，必要时可扩大切口。

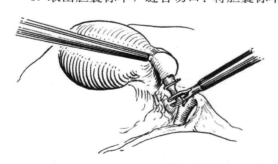 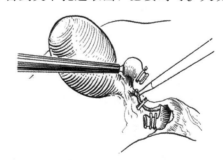

图 4-4-3　胆囊管近端上钛夹　　　　图 4-4-4　剪断胆囊管，胆囊动脉上钛夹

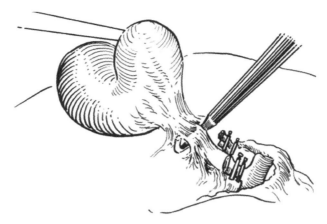

图 4-4-5 剪断胆囊动脉,电钩分离胆囊床

四、手术的重点和难点

良好的术野显露是正确处理 Calot 三角内结构的前提,而正确处理 Calot 三角内结构又是安全完成胆囊切除术的关键。处理质量的好坏直接关系到患者的预后。

(一) 良好显露 Calot 三角

1. 腹壁戳孔位置:在置入腹腔镜,了解肝脏位置高低后,再在剑突下镰状韧带的右侧做垂直或稍低于肝脏下缘的戳孔,剑突下戳孔与右锁骨中线戳孔相距要在 10cm 左右,锁骨中线和腋前线肋缘下戳孔应稍低于肝脏下缘。

2. 体位、气腹压力变化:对于腹腔内脂肪较多,肠道准备不佳,胃肠胀气者,大网膜、胃肠管上移使肝下间隙缩小,Calot 三角区显露差,此时可适当增加腹内压至 15mmHg,术中将患者置头高足低位和向左倾斜 15°,借助上述器官和脂肪组织的重力作用,增宽肝下间隙,增大操作空间。

(二) 解剖、处理 Calot 三角内组织

Calot 三角应尽量敞开,胆囊壶腹部与胆囊管汇合部的四周应充分游离,以清晰显示其内的结构。术者可能会遇到以下问题。

1. 若 Calot 三角区粘连严重,分离时应注意以下几点。

(1) 分离粘连应在有张力牵引下紧靠胆囊壶腹部进行,操作轻柔,一般应采用钝性分离(如分离钳、不带电的电钩和微型电剪等),避免盲目电凝、电切。因热力灼伤肝外胆管的病例屡有报道。

(2) 对于急性胆囊炎(或伴有结石嵌顿)病例,Calot 三角内常有明显的充血、水肿,但粘连并不严重。在分离胆囊壶腹部和解剖 Calot 三角时常有水肿液外渗,可使用冲洗器头端边钝性分离,边反复冲洗以保持视野清晰,手术易获得成功。

(3) 胆总管、肝总管、右肝管与胆囊壶腹部间形成无间隙粘连,可在胆囊壶腹部与胆囊管交界处切开浆膜,用分离钳在胆囊管上方分离,显示 Calot 三角。若仍无法显露

胆囊管，可采用逆行切除胆囊的方法。

2. 胆囊管的粗细和长度解剖变异较大，在显露、处理时应遵循以下原则。

（1）胆囊管与胆囊壶腹部交界处的四周必须充分游离，若未能充分显示"三管一壶腹"（肝总管、胆总管、胆囊管、胆囊壶腹），在对胆囊管实施钳夹处理时，胆囊管与肝总管相汇处的上方应是空虚的间隙（意味着肝总管未在其中）。

（2）胆囊管夹闭后，一律剪断，以避免因热力灼伤肝外胆管。

（3）胆囊管明显增粗，直接处理困难时，可逆行切除胆囊，圈套器结扎处理。

3. 胆囊动脉的走行和分支解剖变异很多，切忌处理了某一支而忽视了另外的分支。

（1）对胆囊动脉最好不要"骨骼化"，以免血管组织少，钳闭不牢固。

（2）分离胆囊床遇有较大血管分支时，也应上夹止血，尤其在 Calot 三角内无胆囊动脉主干时更需如此。

（3）注意有无胆囊管后方动脉，在分离胆囊管后方时有明显的韧性感觉即应怀疑这种情况。此时可先将钳闭的胆囊管上半部剪断，在剪断的胆囊管远侧再补一夹，然后将胆囊管全部剪断（已包括胆囊管后方的胆囊动脉）。

（三）正确把握中转开腹时机，减少并发症

腹腔镜手术因其特殊的手术环境以及对术者操作技术和设备性能的高度依赖，从一开始就暴露出它的局限性和独有的一些潜在危险，因此无法完全达到开腹手术的境界。鉴于此，腹腔镜术者正确地把握中转开腹的时机，无疑有着非同寻常的意义。中转开腹分为以下两种。

1. 被迫性开腹，其原因如下：术中用腹腔镜难以完成手术的病变，如 Calot 三角区致密粘连；萎缩性胆囊炎、胆囊充满型结石并与周围组织或器官（胃、横结肠、十二指肠等）形成包裹，无法找到胆囊甚至怀疑有胆肠内瘘，此时强行 LC 易造成胆管、结肠、十二指肠损伤等严重后果；腹腔镜术中发现除预定完成的 LC 外，尚有用腹腔镜术难以同时处理的其他外科病变如胆囊癌、结肠癌、肝癌、胃癌等。

2. 强迫性开腹，即 LC 术中因发生技术性并发症不得不紧急开腹。常见原因：术中难以控制的大出血，术中发现胆管、肠管等器官损伤，或因二氧化碳气腹引起的难以纠正的高碳酸血症等。

外科医师须知，被迫性开腹（疾病性原因）目前仍是难免的，被迫性开腹并不代表手术的失败，而是保证手术安全性的必要措施。强迫性开腹（技术性原因）则应通过完成更多的病例、积累更多的经验，尽量避免。

五、常见并发症及其防治

（一）胆管损伤

胆管损伤是 LC 最严重的并发症，多发生于胆管解剖变异或胆囊病变复杂时。损伤的类型多种多样，主要有胆管的切割伤（包括胆总管、肝总管或右肝管的部分横断及完全横断等）和胆管壁的部分损伤（包括电灼、划破、撕裂或缺损等）。

1. 常见原因。

（1）胆囊管牵拉过度，导致胆总管变形，损伤胆总管。

（2）胆囊管和肝总管粘连严重，分离 Calot 三角时，损伤肝总管。

（3）处理、切断胆囊管后，因肝总管与胆囊壶腹部粘连严重，在处理胆囊动脉或切除胆囊时，损伤肝总管或右肝管。

（4）游离胆囊管后，牵拉或钳夹胆囊管用力过大，导致三管汇合处胆管侧壁撕裂。

（5）电切、电凝时，热力灼伤肝外胆管。

（6）术中胆囊动脉出血，盲目钳夹止血导致胆管损伤。

2. 预防方法。

（1）认识肝外胆管解剖变异的复杂性（如胆囊管开口于右肝管等），遵循沿胆囊壶腹部向下解剖胆囊管的手术原则。

（2）在分离、解剖 Calot 三角时应尽可能采用钝性分离，避免使用电凝，以预防热力灼伤肝外胆管。

（3）Calot 三角粘连致密，显露"三管一壶腹"困难时，不必强调完全显露肝外胆管，而应沿外侧分离胆囊颈部，否则若在 Calot 三角区强行分离，必将增加胆道损伤的概率。

（4）Calot 三角粘连致密，分离显露胆囊管困难时，可采用逆行与顺行结合的方法切除胆囊，降低胆管损伤的概率。

（5）术中出血、视野不清时，切忌盲目钳夹、电凝止血，否则易致肝外胆管损伤。

（6）术中若发现"金黄色"胆汁，应仔细查明其来源，必要时及时中转开腹。

3. 治疗措施。

（1）术中发现：如胆管穿洞性损伤或部分胆管壁损伤，可行胆管局部缝合修补加 T 形管引流术；如为横断伤，胆管缺损不多，可在无张力下行胆管黏膜对黏膜的端端吻合加胆管重新造口的 T 形管引流术，缺损较多时，需行胆管空肠 Roux－en－Y 吻合术。

（2）术后发现：应通过 B 超、内镜逆行性胆管造影（ERCP）、磁共振胆管成像（MRCP）等检查明确损伤的部位、程度等，多数需要行胆管空肠 Roux－en－Y 吻合术。

（二）出血

1. 常见部位：穿刺孔出血、胆囊动脉出血、胆囊床出血。

2. 预防措施：牢记胆囊动脉变异多，其主干及分支可以在胆囊管的各个方向，尤其应注意处理位于胆囊管后方和胆囊管并行的血管。从胆囊床上分离胆囊时，遇到较大分支血管时应夹闭后切断；胆囊床层次不清时，遵循"宁伤胆、勿伤肝"的原则，减少胆囊床出血概率。

3. 治疗：对于紧靠胆囊管或胆总管部位的出血，可边吸引，边用分离钳夹住血管断端，确认无胆管组织后，用钛夹夹闭，不要盲目钳夹，否则易导致肝外胆管损伤。胆囊床的出血多来自门静脉系统分支，通过压迫止血可以收到良好的效果。

（三）胆漏

术后出现右上腹疼痛，伴有腹膜炎体征，影像学检查提示局部液体积聚，穿刺抽出胆汁样液体或术后腹腔引流管出现胆汁者，称为胆漏。

临床常见的原因：胆囊管残端处理不满意，如钳夹不牢固、钛夹脱落、胆囊管炎症重、处理困难等；胆道残余结石引起胆道高压，导致胆囊管残端漏胆汁；胆管的损伤导致胆漏；迷走胆管损伤，术中未发现及处理，导致胆漏（ERCP 通常无法看到造影剂经胆管外溢）。

术后胆漏的处理应掌握三个环节：降低胆管内压力、引流胆汁和控制感染。对于术后腹腔引流管出现胆汁而无腹痛、发热等症状者，可在充分引流的前提下严密观察，胆漏多在 2～3 周自行愈合。对于胆道术后临床怀疑或证实存在胆漏者，尤其是患者术后早期出现腹痛、发热等症状，经对症治疗症状无明显缓解，腹腔穿刺液或引流液证实为胆汁者，应尽快行 ERCP 检查。由于十二指肠镜技术集检查和治疗于一身，通过 ERCP 检查不仅可以明确胆汁漏的大小、位置、原因，而且能同时进行针对性的治疗（十二指肠乳头括约肌切开、合并胆管结石者予以取出、留置鼻－胆管引流胆道等），以达到解除胆道远端梗阻以降低胆道压力和通畅引流漏口近端胆汁以减少胆汁进一步溢入腹腔的目的。对于引流不畅导致腹膜炎严重或病情加重者、十二指肠镜治疗后效果不佳者，应采取开腹手术治疗。

（四）周围器官损伤

周围器官损伤多为十二指肠和结肠损伤，通常由于胆囊炎症重，同周围组织形成粘连，分离粘连时发生。因此，在分离时一定要紧靠胆囊进行，怀疑或明确上述器官损伤时，应中转开腹行修补手术。

第二节　腹腔镜阑尾切除术

腹腔镜阑尾切除术是 1980 年由 KurtSemn 在德国基尔市首先完成的。

一、适应证

1. 任何急、慢性阑尾炎，怀疑阑尾穿孔者不应是腹腔镜阑尾切除术的禁忌证，但需要腹腔镜手术经验丰富的医师来完成。

2. 妊娠 20 周以内发作的急性阑尾炎。

3. 疑诊阑尾炎者，行腹腔镜探查术发现阑尾正常，未发现腹腔其他异常时，也是行腹腔镜阑尾切除术指证。

二、禁忌证

1. 因严重心、肺疾病等，不能耐受气管插管全身麻醉者。

2. 有腹腔复杂手术史，存在广泛粘连者。

3. 膈疝。

4. 合并休克、无法纠正的顽固性疾病、严重多器官功能障碍，以及严重水、电解质平衡紊乱的危重患者。

5. 通常不附带进行腹腔镜阑尾切除术（如在进行腹腔镜胆囊切除术时）。

三、术前准备

1. 常规禁食水，备皮，清洗脐部。急性阑尾炎须给予静脉补液，调节水、电解质平衡，并使用抗生素。慢性阑尾炎可仅给予静脉液体维持。术前务必排空小便，以免穿刺时损伤膀胱。

2. 妊娠期急性阑尾炎应与产科协同制订围术期处理和用药方案，给予镇静和抑制子宫收缩等保胎治疗。

四、腹腔镜手术方法和技巧

（一）患者体位与套管放置

患者取平卧位，手术开始后可酌情调至头低左倾位，以利于暴露回盲部。术者立于患者左侧，扶镜助手立于术者右侧，显示器设置在术者对面（图4-4-6）。

在脐上缘置入10mm套管作为观察孔，建立气腹后置入30°镜，再于左侧麦氏点及左腹直肌外侧缘与脐耻骨连接线中下 1/3 处放置 10mm 和 5mm 套管作为操作孔（图4-4-7）。也可将两个操作孔设计在双侧耻骨结节上方，术后阴毛可遮盖瘢痕，使用此法应注意避免损伤膀胱，术中体位为人字位，术者立于患者两腿之间。

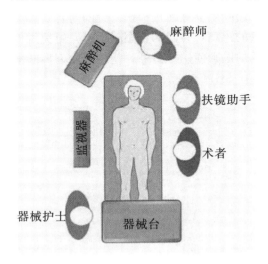

图4-4-6　手术间设置及患者体位

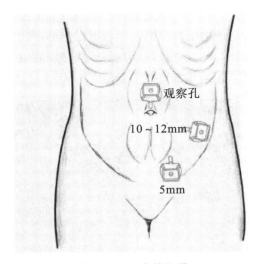

图4-4-7　套管位置

（二）手术步骤

1. 腹盆腔探查：腹腔镜多角度的腹腔内视野具有突出的探查优势。术中应先全面探查腹盆腔，再重点针对右下腹，明确阑尾炎的诊断。若术前诊断急性阑尾炎，但术中所见阑尾病变不符，应提高警惕，考虑其他鉴别诊断，腹腔镜探查对此多可提供明确信息。在腹腔镜下观察回盲部形态及寻找阑尾都更加容易。如果阑尾不易暴露，可用无创钳提起盲肠来使其充分暴露。如果在推开盲肠后阑尾仍不易暴露，常由于盲肠后位或阑尾炎性粘连于腹膜后，须切开盲肠及结肠的侧腹膜，向中间及头端推开盲肠来暴露阑尾。若化脓性阑尾炎局部脓苔多，有大网膜、回肠或盲肠覆盖包裹，须用无损伤肠钳钝性剥离暴露阑尾。浆膜下阑尾部分或全部位于盲肠浆膜下，无明显阑尾系膜，可用剪刀剪开盲肠浆膜暴露，不要用带电操作，以免损伤盲肠。对化脓、坏疽病变严重的阑尾，不要过度牵拉，以避免阑尾破裂或断裂，致使多量脓液和粪石漏出，加重腹腔污染。阑尾头端水肿或感染较严重，不能安全钳夹时，可用套扎器套扎阑尾用于牵引。探查的同时应首先尽量吸尽所见脓液。

2. 结扎离断阑尾系膜：阑尾动脉多为一支，少数为两支，在回肠末段后进入阑尾系膜，沿其游离缘走行。大多数阑尾系膜近阑尾根部有无血管区，由此处穿过器械较容易且安全。根据阑尾长短在合适部位提起阑尾，展开系膜，分离钳钳尖闭合并紧贴根部穿过系膜，经此孔带入 10cm 长 7 号丝线。如阑尾系膜水肿明显，须分次结扎，也可用带电血管钳切开部分系膜后再结扎。距结扎丝线约 5mm 处用剪刀剪断或电凝离断阑尾系膜。除腹腔内打结外，也可用套扎线在腹腔外打结后推入结扎。在解剖清晰、暴露良好时，可以用结扎锁、钛夹等方法结扎系膜。临床实践证明，在局部粘连化脓严重、阑尾位置隐蔽、系膜较短或卷曲等情况下，结扎系膜较困难，而用带电器械凝切是简便安全的，操作时应先夹持、电凝较大范围的系膜，使阑尾动脉在热损伤下凝固闭合，再于此范围内电凝离断。但带电操作必须注意与肠壁的距离，并间断、短时通电，避免意外损伤。此方法仅建议具备较成熟腹腔镜手术技术的医师使用。另外，使用超声刀离断阑尾系膜是非常方便安全的（图 4-4-8A、图 4-4-8B）。

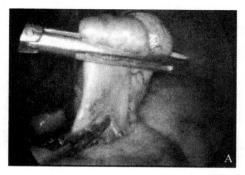 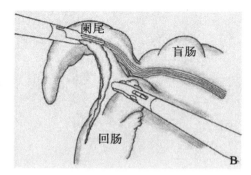

图 4-4-8　离断阑尾系膜

3. 切除阑尾有多种方法，较快的一种为使用切割闭合器如 Endo-GIA，这需要一个直径 12mm 的套管来完成。也可通过放置两个套扎器套扎阑尾来完成阑尾分离，但过于昂贵。较为经济的方法为腹腔镜下结扎切除阑尾。两手器械配合，用10cm长7号丝线结扎阑尾根部，若阑尾化脓严重、粗大饱满，估计内有较多脓液或夹持感觉内有粪石，应在根部结扎线远端再结扎一次，避免切除阑尾时污染腹腔。也可应用血管夹或钛夹结扎阑尾（图4-4-9A、图4-4-9B）。在距离阑尾根部5mm处切开阑尾，再完全离断阑尾，电凝烧灼残端黏膜面。标本应及时置入标本袋内，以避免污染腹腔。阑尾残端结扎应切实，根部周围无明显病变时无须包埋，腹腔镜下阑尾残端均是外露的，一般无须包埋，若阑尾根部粗大或有坏疽穿孔，不适宜单纯结扎，可行腹腔镜下荷包缝合、8字缝合，或浆肌层间断缝合包埋。荷包缝合：经10mm套管将2/0缝针放入腹腔，带线长约15cm。充分暴露阑尾残端，由盲肠内侧缘进针缝合，进针点距阑尾根部5～8mm，缝至盲肠外后方时须将针反持，完成下方和内侧的缝合。荷包缝合完成后用钳轻轻反推阑尾残端至肠腔内，同时收紧荷包线打结。

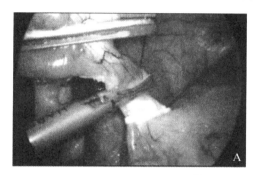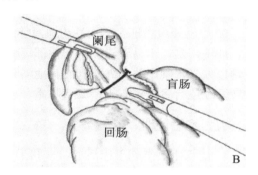

图4-4-9　结扎并切断阑尾

4. 取出阑尾：将装有阑尾的标本袋口夹闭，腹腔污染严重时可先冲洗袋壁后再取出，避免污染取标本孔。用右下腹器械夹持标本袋，将脐部观察套管朝向右下腹套管，将标本袋口置入观察套管，将器械紧贴套管，随套管拔出而将标本袋口带出腹腔。阑尾粗大者可于袋内分次取出。慢性阑尾炎和单纯性急性阑尾炎标本可不必置入标本袋，而直接由脐部套管孔取出。

5. 冲洗引流：标本取出后应重建气腹置入腹腔镜，吸尽残余积液，污染严重时应冲洗术野、盆腔并吸尽液体，但不主张大范围腹腔冲洗，以免感染扩散。同时观察阑尾残端及系膜处理是否牢靠。若化脓感染严重，粪石或脓液漏出污染严重，应放置引流管，经麦氏点套管引入，放置于右下腹或盆腔。放尽气腹，拔出各套管，所有大于5mm的套管口都要关闭（缝合前可用活力碘浸泡消毒）。

（三）关键步骤

1. 处理阑尾系膜。紧贴阑尾根部系膜无血管区穿过器械不易损伤阑尾动脉。电切阑尾系膜前应先电凝拟切断处周围的区域，系膜肥厚、水肿时应分次小束凝切。

2. 标本取出时，麦氏点与脐部套管纵轴尽量相对呈直线，标本袋可较易进入脐部套管孔。

3. 阑尾长、尖部固定、系膜化脓粘连严重、浆膜下阑尾等，可逆行切除。

4. 对老年人、儿童、孕妇患者应适当降低气腹压力（<12mmHg）。若局部情况复杂，暴露不良，术野不清，腹腔镜手术操作困难，估计耗时过长，应及时中转开腹。

5. 妊娠期单纯性阑尾炎患者流产发生率为 1.5%，阑尾穿孔时可上升至 35%。对妊娠阑尾炎患者实施腹腔镜手术时，患者应取仰卧位，手术床向左倾斜 30°，使子宫向左移位，有利于暴露，同时有利于下腔静脉回流。置入穿刺套管时应注意角度，尖端朝向上腹部逐渐进入，避免损伤膨大的子宫，另须根据子宫大小向上调整操作套管位置。

6. 急性阑尾炎男性误诊率低于 10%，年轻女性误诊率甚至可超过 40%。这使得对于疑诊为阑尾炎的患者，尤其是年龄大和生育过的女性，须做诊断性腹腔镜术。对于疑诊为阑尾炎的腹腔镜探查术，若术中未发现其他病变，阑尾外观正常，应考虑切除阑尾。尽管阑尾在肉眼观察时显得正常，但早期阑尾炎未经过组织学检查通常是不能确诊的。特别是对于长期慢性腹痛而经过多种检查包括先期腹腔镜术却未发现明显病因的患者，更应该考虑切除阑尾。

7. 中转开腹指证：活动性出血且腹腔镜下止血不满意；阑尾穿孔合并弥漫性腹膜炎，冲洗困难，不易引流；阑尾根部坏疽穿孔，残端处理困难；非阑尾病变，且腹腔镜下难以处理；阑尾与周围肠管或其他器官粘连严重，解剖关系不清；阑尾恶性肿瘤，须中转开腹或行腹腔镜右半结肠切除术。

五、术后处理

1. 建议术后早期下床活动，有利于胃肠功能的恢复，预防肠粘连。

2. 由于腹腔镜阑尾切除术对腹腔干扰少、创面小，胃肠功能恢复快，术后第 1 天即可恢复流质饮食，但对腹腔感染重、年老、肠道功能恢复不良者应酌情推后。

3. 对妊娠期阑尾炎患者围术期应使用硫酸镁抑制子宫收缩，常规用量为 25% 硫酸镁 30ml，加入 5% 葡萄糖注射液 500ml，1~2g/h 静脉滴注，每日可用至 15g。用药期间应注意监测呼吸、膝反射和尿量，及时排除镁中毒的表现。术后应给予大剂量抗生素，如离预产期尚远，应予镇静和抑制子宫收缩等保胎治疗。可口服苯巴比妥 30mg，每日 3 次，服用 3~5 天。如已临近预产期或胎儿已发育成熟（>37 周），可任其自然分娩。

六、常见并发症及其防治

1. 出血：阑尾系膜的结扎线松脱是导致术后出血的主要原因，肥厚的系膜需要分次分段结扎。结扎线的第一个结应尽量为外科结，在无张力的状态下再打第二个结。

2. 肠漏：术中带电操作过于贴近肠壁，或因显露不清在分离过程中损伤盲肠或末端回肠，若术中未发现则将导致术后肠漏。应在术野清晰、暴露良好的情况下规范、精细地操作，随时发现损伤并及时修补。术中未发现损伤但仍存疑时可留置腹腔引流管，术后严密观察，一旦发现尽早手术探查。

3. 腹腔脓肿：术后腹腔脓肿是常见的并发症，特别是当有阑尾穿孔时，腹腔镜阑尾切除术术后腹腔脓肿发生率可能要高于开腹手术。对这类疾病，可适当降低中转开腹标准。若术中遗漏清除盆腔、膈下等隐蔽部位的脓液，或化脓感染严重的病例未留置引流管，术后可能形成腹腔脓肿，故术毕前应彻底吸出脓液和脓苔，必要时局部冲洗，并放置引流管。若术后发热不退，B超、CT等检查发现脓肿形成，应先予广谱抗生素治疗，若非手术治疗无效，须行B超引导穿刺引流或开腹手术清除引流。

4. 阑尾切除不完全：罕见，但仍可引起阑尾炎复发。这是由阑尾结扎的部位距盲肠过远引起的。在结扎和切断阑尾前，应仔细辨认阑尾根部。

七、单孔法腹腔镜阑尾切除术

Pelesi提出用带有5mm操作管的10mm腹腔镜进行阑尾切除，这是首次提出的单孔法腹腔镜阑尾切除术。

单孔法腹腔镜阑尾切除术（图4-4-10）须用带操作通道的腹腔镜（0°镜），只做脐部一个套管孔，放入腹腔镜和一把操作器械，找到阑尾后自脐部套管孔提出腹腔切除，操作简单，美容效果良好。其主要针对回盲部无粘连、阑尾根部游离、放尽气腹后阑尾可提至脐孔的慢性阑尾炎和单纯性急性阑尾炎。因器械和腹腔镜使用同一个硬质通道，活动互相制约，且仅能置入单把器械，故视野不稳定，欠清晰，不能进行复杂的分离操作。

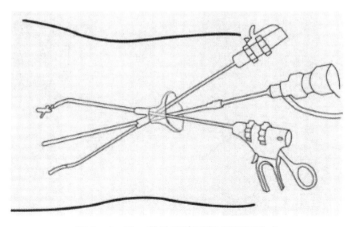

图4-4-10　单孔法腹腔镜阑尾切除术

目前已有专为单孔腹腔镜手术设计的器械，通过一个多通道的软质构件建立腹壁通道，腹腔镜镜头角度可调，与器械的相互影响降低，且可以在两边置入器械，进行更为复杂的操作，实现经单孔完全腹腔内阑尾切除。该术式有望在临床逐步推广。

手术步骤：

将带操作通道的腹腔镜置入腹腔，由操作通道置入肠钳，探查腹腔、盆腔及盲肠，根据阑尾、盲肠的游离度及局部粘连的情况评估能否进行单孔操作。若有轻度粘连或系膜卷曲较短，可先行简单分离（钝性分离或电切分离）；如单器械操作困难，可由麦氏点向腹腔穿刺置入较大的带线缝针，穿过阑尾系膜后再穿出腹壁，悬吊阑尾，形成张力，再分离影响阑尾提出的粘连或系膜。带电操作时要用夹持组织后旋转再电凝的动作，可增加一部分张力，游离至阑尾根部可提拉至脐孔处即可。

夹持阑尾尖部，提至套管内，同时消除气腹，拔出套管，将阑尾自脐部切口提出。

结扎切断阑尾系膜，切除阑尾后应包埋残端，放回腹腔。也可不做荷包包埋。切实缝合套管孔，术毕。

八、双孔法腹腔镜阑尾切除术

（一）适应证

双孔法腹腔镜阑尾切除术适用于阑尾游离、周围无明显粘连的慢性阑尾炎。

（二）手术步骤

放置脐部观察套管和麦氏点操作套管（10mm），探查结束后，经麦氏点套管放入器械夹持阑尾尖部提入套管，同时消除气腹，拔除麦氏点套管，顺势将阑尾提出腹腔外，按常规方法切除后将残端回置腹腔（图4-4-11）。

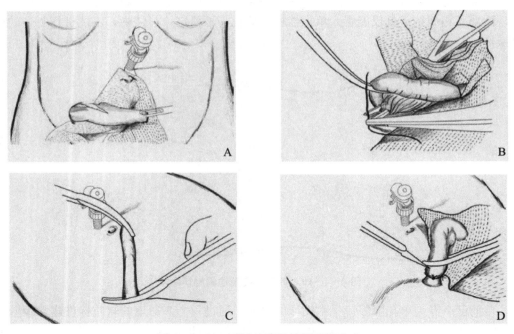

图4-4-11　双孔法腹腔镜阑尾切除术
注：A. 提出阑尾；B. 结扎阑尾系膜；C. 结扎阑尾；D. 切断阑尾。

第三节　腹腔镜探查手术

对腹腔内脏器官、腹膜、腹膜后腔和盆腔的探查是腹部手术不可或缺的组成部分。随着腹腔镜手术经验的日益丰富，手术器械的不断完善，腹腔镜探查手术以安全、微创、准确等优点，在腹部疾病的诊断与治疗中所发挥着越来越重要的作用。

一、适应证

适应证：原因不明反复发作的肠梗阻、不明原因的腹水、腹膜转移癌、疑难的腹腔或盆腔病变、诊断不明的急腹症、腹部闭合性损伤、小肠持续出血等。

二、禁忌证

禁忌证：存在休克、严重心肺功能障碍；术前明确合并胰、肾损伤；无法耐受气腹；有腹部手术史，考虑广泛粘连，腹腔镜探查不易看清；不排除腹腔内较大血管的损伤。

三、术前准备

腹部手术前一般常规检查，予胃肠减压、保留灌肠及抗炎补液等保守治疗，待症状部分缓解后，手术前 1 天应用可以覆盖革兰阴性菌及厌氧菌的抗生素，术晨放置鼻-肠导管。

四、腹腔镜手术方法和技巧

（一）患者体位

患者通常取平卧叉腿位或改良截石位，下肢腘窝处及肩膀处予以衬垫，以免长时间压迫导致缺血损伤，四肢及躯干两侧应予以固定，避免手术台上下左右旋转时出现滑落。

（二）仪器设备放置

术中使用两台视频监视器（分主监视器和副监视器）。原则上：如病变位于上腹部，主监视器应位于右肩上方，副监视器放置于左肩上方；如病变位于下腹部，则监视器应位于髂部下方两侧。

（三）套管的放置

单纯的诊断性腹腔镜手术一般使用 3 孔法，顺序：脐下缘 10mm 套管，用来置入腹腔镜，左侧腹直肌外缘 2 个 5mm 套管（套管间距 5～7cm）。根据手术切口的大小、位置和既往手术类型，第一套管应置于远离手术切口的位置。此位置一般位于距原切口6～10cm 的部位。当原手术切口位于脐下时，第一套管的穿刺点则应位于上腹部或上腹部的左右侧。当原手术切口位于上中腹部时，第一套管则应从左侧或右侧下腹部进入。对于预估粘连部位局限、腹胀较轻者可先予气腹针建立气腹，否则采用小切口，在直视下置入穿刺锥则相对安全。

（四）手术步骤

所有的套管置入后即可系统地探查腹腔。应首先检查上腹部，患者采用头高脚低体位，这样腹内器官将因重力的作用向下移位。使用 30°镜可以完整地探查肝脏的顶部和膈肌。打开肝胃韧带探查网膜囊和后腹膜。扇形牵开器可以抬起肝左叶，以便观察和评估后腹膜。在具备腹腔镜超声及杯状活检钳时，可用腹腔镜超声探查肝实质、胰腺、腹腔动脉和门静脉周围淋巴结，小的病变可使用杯状活检钳或超声刀、电刀切取活检。

患者处于头低脚高位时可以很好地探查腹腔中部。应首先观察大网膜，然后将其置于肝脏上方，这样可以很方便地全面评估横结肠。将横结肠也推向上腹部，可以彻底观察和评估小肠和中腹部的后腹膜。然后将手术台向右倾斜，小肠也将主要集中在右侧腹部，这样就能观察至位于左侧横结肠下方的 Treitz 韧带，可以总体辨认邻近 Treirz 韧带的肠系膜下静脉、左半结肠及其系膜（包括肠系膜下动脉的起始部），观察主动脉周围有无淋巴结肿大，必要时可穿刺活检。

自 Treirz 韧带始探查小肠，采用"交叠式"或者"递进式"技术。当小肠被术者从一把腹腔镜肠钳传递至另一把肠钳时，所有的小肠表面都被仔细评估。一旦观察至远端空肠或近端回肠，有必要将手术台转成左侧倾斜，这样小肠襻可以很容易地被放置到左侧腹腔。如此很容易就完成了小肠的检查，直至盲肠。如有肠道炎性疾病，肠道狭窄的部位用缝线标记以便接下来行肠切除术或肠狭窄整形术。在患者体位向左倾斜时，可以观察至十二指肠第二、三段和回结肠及结肠中段系膜根部。阑尾、盲肠、右半结肠和结肠肝曲均须用肠钳提起检查。

下一步，应将患者置于倾斜斜度大的头低足高位，就可以很仔细地观察盆腔的器官。将小肠推至上腹部和中腹部。在肠钳的帮助下，仔细观察乙状结肠下部、直肠以及包括直肠和其前面器官形成的腹膜隐窝在内的腹膜返折。女性患者可以仔细观察卵巢、输卵管和子宫。

五、注意事项

腹腔镜探查是一种有创的检查手段，并且有一定的并发症，应用前一定要重视详细询问病史、体格检查及临床常用的各种无创性的检查手段。应全面探查，避免漏诊，必要时应及时中转开腹进一步探查。腹腔镜手术有其自身的局限性，可因操作过程中失去对组织器官直接触摸的感觉而无法判断病变的性质，以致造成漏诊或误诊。探查时发现腹腔镜处理有困难时应及时中转开腹，不应盲目追求微创效果而延误患者的治疗。

六、结论

腹腔镜探查手术虽然不能完全取代剖腹探查手术，但可使相当一部分患者免除剖腹探查之苦。在 Ivatary 等报道的 100 例患者中，腹腔镜探查结果准确率高达 93%，其中 46% 无需行剖腹探查手术。McCall 认为，腹腔镜手术可用于诊断可疑的阑尾炎病例，尤其是女性患者。腹部和盆腔器官的全面探查是实施任何腹部手术前不可或缺的步骤，通过诊断性腹腔镜可以很容易达到这一目的。诊断性腹腔镜的局限性主要是缺乏直接触觉，但随着腹腔镜技术的进步，如腹腔镜超声等，通过其放大效应，可完全探查腹腔和盆腔器官，弥补了腹腔镜技术的不足。